W0261125

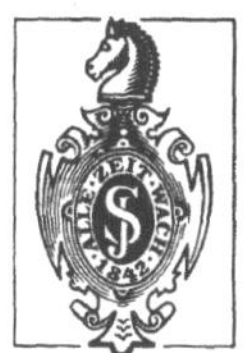

Heribert Marx

Differentialdiagnostische Leitprogramme in der Inneren Medizin

Procedere

Unter Mitarbeit von
F. Anschütz H. Bethge W. Firnhaber
H. Frederking D. Höffler T. Pfleiderer
K. Walter

Dritte, völlig überarbeitete Auflage

Springer-Verlag
Berlin Heidelberg New York Tokyo 1984

Dr. Heribert Marx
Direktor der Angiologischen Klinik, Max-Ratschow-Klinik
Heidelberger Landstraße 379, 6100 Darmstadt-Eberstadt

ISBN-13:978-3-540-13088-8 e-ISBN-13:978-3-642-69502-5
DOI: 10.1007/978-3-642-69502-5

CIP-Kurztitelaufnahme der Deutschen Bibliothek
Marx, Heribert: Differentialdiagnostische Leitprogramme in der inneren Medizin : Procedere / Heribert Marx. Unter Mitarb. von F. Anschütz ... – 3., völlig überarb. Aufl. – Berlin ; Heidelberg ; New York ; Tokyo : Springer, 1984 (Kliniktaschenbücher)
ISBN-13:978-3-540-13088-8

2121/3140-543210

Vorwort zur dritten Auflage

Die rasche technische Entwicklung, ganz besonders der Sonographie und der Computer-Tomographie, hat das diagnostische Procedere entscheidend verändert. Daher mußten alle Abschnitte neu überarbeitet und dem Stand der Entwicklung angepaßt werden; einiges konnte als überholt ausgemerzt, vieles aber mußte neu aufgenommen werden. In der Fülle der möglichen Verfahren wird es eine zunehmend wichtige Aufgabe des Arztes sein, die Indikation abzuwägen, ob eine der vorgeschlagenen speziellen Untersuchungsmethoden eingesetzt werden soll oder ob bewußt Verzicht geübt wird, um dem Kranken Belastungen ohne Konsequenzen zu ersparen. Auch werden ohne Zweifel die ökonomischen Grenzen der Medizin zunehmend deutlicher. Dementsprechend soll das vorliegende Taschenbuch ein Wegweiser zur praktischen Analyse der Symptomenbilder als einer Grundlage therapeutischer Entscheidungen sein, ohne einem ungezielten Maximalprogramm das Wort zu reden.

Darmstadt, im Juli 1984 H. Marx

Vorwort zur ersten Auflage

Die geistige Arbeit des Arztes besteht zu einem großen Teil in einer Differentialdiagnostik. Bei der Erhebung der Vorgeschichte und des körperlichen Befundes tauchen Symptome auf, die bei dem Untersucher einen Katalog von Ursachen und möglichen Begleiterscheinungen ins Bewußtsein rufen, woraus sich dann ein diagnostisches Programm ergibt. Die folgenden, auf 42 Hauptsymptome der Inneren Medizin begrenzten, stichwortartig zusammengefaßten Pläne des Vorgehens mögen dazu eine Anleitung und Gedächtnisstütze geben.

Jeder einzelne Punkt unterteilt sich dabei in drei Hauptabschnitte: *Ein Grundprogramm* sollte in jedem Fall eines auftauchenden Symptoms durchgeführt werden. Es gliedert sich wiederum in die Unterabschnitte: A. Anamnese, B. Befund und C.Technische Verfahren. Dabei ist die Anleitung so zu verstehen, daß damit die im Zusammenhang mit dem Symptom besonders wichtigen Punkte hervorgehoben, nicht eigens erwähnte Anamnesefragen, körperliche Untersuchungen oder technische Methoden aber nicht ausgeschlossen sein sollen. Der Raum für individuelle Gegebenheiten ist somit nicht eingeengt. Das Grundprogramm soll eine qualifizierte Basis legen, wobei Anamnese und körperlicher Befund einen verhältnismäßig breiten Raum einnehmen. Die aufgeführten Fragen zur Vorgeschichte sollten stets gestellt werden. Ebenso müssen bei der körperlichen Untersuchung einschlägige Veränderungen besonders aufmerksam gesucht, festgestellt oder ausgeschlossen werden. Die technischen Verfahren sind dagegen eher als eine Minimalprogramm gedacht, das nach den Indikationen des zweiten Abschnitts gezielt ergänzt werden muß. Der unausgewählte Einsatz aller vorhandenen technisch-diagnostischer Methoden stellt einmal für den Patienten eine nicht unerhebliche Belastung dar – man denke an den nicht zu vernachlässigenden Blutverlust –, er ist nicht selten praktisch undurchführbar und stößt auch wirtschaftlich gesehen an Grenzen.

Indikationen für gezielte Untersuchungen ergeben sich aus den im Grundprogramm gewonnenen Erkenntnissen und Daten. Bestimmte Konstellationen erfordern einen weiteren adäquaten diagnostischen Schritt, der eine neue Indikation ergeben kann, bis schließlich eine Diagnose zu stellen ist. Querverweise sollen helfen, wenn andere wichtige Symptome hinzutreten.

Der Rahmen für die geschilderten gezielten Maßnahmen durfte jedoch nicht zu weit gespannt werden, weil der Umfang eines Taschenbuches nicht überschritten werden sollte. Die Verfahren entsprechen dem in einer größeren Klinik Üblichen und werden damit dem weit überweigenden Teil der praktischen Probleme gerecht. Ein kleiner Rest von Spezialfragen erfordert derartig aufwendige Einrichtungen, daß dies nur in einzelnen Zentren bewältigt werden kann. Es wurde daher versucht deutlich zu machen, an welchem Punkt die Hilfe anderer Fachdisziplinen, von Spezialzentren und analytischen Instituten in Anspruch genommen werden sollte. Eine vorherige Kontaktaufnahme zur Information über Möglichkeiten und technische Voraussetzungen, nicht zu vergessen auch der Kosten, ist sicher zweckmäßig.

Eine Liste der Krankheiten und Syndrome, die für ein Symptom in Frage kommen, soll dem Leser und Benutzer noch einmal Gelegenheit geben zu prüfen, ob er an die wichtigsten Möglichkeiten gedacht hat. Allein schon das „Drandenken" kann über den weiteren Verlauf entscheiden. Auch diese Liste kann aus Platzgründen nicht den Anspruch auf Vollständigkeit erheben, wenn auch neben dem Häufigen eine Reihe von selteneren Diagnosen mit aufgeführt wurden. Ebenso konnte der diagnostische Weg nicht für alle genannten Krankheiten und Syndrome dargestellt werden.

Im praktischen Gebrauch sollte dieses kleine Werk im wahrsten Sinne des Wortes ein Taschenbuch sein, das nämlich alltäglich wirklich in der Tasche zu tragen ist, um immer wieder zu Rate gezogen werden zu können. Es muß so kurz wie möglich sein, selbst unter Verzicht auf stilistische Ausformung. Es kann kein Lehrbuch sein und muß Kenntnisse der Untersuchungstechnik und Normalwerte voraussetzen. Sein Zweck ist die Überprüfung der eigenen Arbeit: Sind die wichtigsten Fragen der Anamnese besprochen? Sind die einschlägigen körperlichen und technischen Untersuchungen durchgeführt? Und wenn dann noch etwas unklar bleibt: ist auch an andere Möglichkeiten gedacht worden? Welche Schritte zur endgültigen Aufklärung kann und muß man noch gehen?

Sicher ist das Procedere nicht für alle Verhältnisse gleich. Auch ist die Medizin einem ständigen Wandel unterworfen, dem auch dieses Taschenbuch wird folgen müssen.

Möge es eine Hilfe in praktischer Arbeit sein.

Darmstadt, Januar 1976 H. Marx

Inhaltsverzeichnis

Vorworte . . . V

Abdominalschmerz, akuter . . . 1
Abdominalschmerz, chronischer . . . 9
Anämie . . . 17
Anurie/Oligurie . . . 28
Aszites . . . 34
Bewußtseinsstörungen, kurzdauernde . . . 38
Bewußtseinsstörungen, längerdauernde . . . 41
Bluterbrechen . . . 47
Bluthusten . . . 51
Blut im Stuhl . . . 55
Blut im Urin . . . 60
Bradykardie . . . 66
Brustschmerzen . . . 70
Diarrhoe, akute . . . 76
Diarrhoe, chronische . . . 79
Durst . . . 86
Dyspnoe . . . 90
Erbrechen . . . 97
Fieber, längerdauerndes . . . 103
Gangrän und Nekrosen . . . 109
Gelenkschmerzen . . . 114
Hämorrhagische Diathese . . . 120
Herzinsuffizienz . . . 128
Husten . . . 136
Hypertonie . . . 146
Ikterus . . . 155
Knochenschmerzen . . . 164
Kollaps/Schock . . . 169
Kopfschmerzen . . . 175
Lebervergrößerung . . . 182
Lymphome . . . 188
Milztumor . . . 194

Nackensteifigkeit 199
Obstipation 205
Ödeme 208
Pleuraerguß 215
Rückenschmerzen 221
Schilddrüsenkrankheiten 226
Struma 229
Hyperthyreose-Syndrom 231
Schwindel 236
Tachykardie 241
Ulcus cruris 248
Zyanose 254

Grundprogramm

Anamnese

Gegenwärtige Beschwerden: Art und Anlaß des Beginns? Schmerzcharakter: anhaltend, wellenartig? Ausstrahlungsrichtung? Übelkeit, Erbrechen? Sodbrennen? Speisenunverträglichkeit? Letzter Stuhlgang? Abgang von Blähungen?

Mögliche Begleiterscheinungen: Blut im Stuhl? Teerstuhl? Störung der Harnentleerung? Koliken in der Nierengegend? Fieber? Schmerzen in anderen Körperregionen? Gewichtsabnahme?

Ursächliche Faktoren: Frühere Baucherkrankungen? Magen- und Zwölffingerdarmgeschwür? Frühere Bauchoperationen? Trauma? Vergiftungen? Alkoholkonsum? Medikamente, insbes. Kortikoide, Phenylbutazon? Ggf. Schwangerschaft? Menstruation?

Befund

Temperatur axillar und rektal messen.

Inspektion: Blässe, Zyanose, Ikterus der Haut und Schleimhäute? Facies hippocratica? Feuchtigkeit und Belag der Zunge? Azetongeruch? Schweißbildung? Ödeme?

Palpation: Akrale Hauttemperatur. Prüfen des Verstreichens einer Hautfalte.

Lokalbefund: Bauchmuskelspannung? Schmerzmaximum bestimmen, im Zweifelsfall durch Perkussion über einem aufgesetzten angewinkelten Finger. Loslaßschmerz? Meteorismus? Aszites? Sichtbare Darmperistaltik? Abtasten der Bruchpforten. Thoraxkompres-

sionsschmerz? Nierenschlagschmerz? Wirbelklopfschmerz? Druckschmerz am Rücken?
Resistenzen? Palpation von Milz und Leber, ev. auch Perkussion: Größe, Form und Konsistenz. Palpation der Blase, ggf. Perkussion.

Auskultation: Darmgeräusche, Gefäßgeräusche über Aorta und Beckenarterien.

Rektale Tastung: Druckschmerz im Douglasraum? Stuhlfarbe?

Allgemeinbefunde: Blutdruck, Herzfrequenz. Herz: Größe, Töne und Geräusche, Rhythmus. Halsvenenfüllung? Pulmonale Dämpfung? Pleurareiben? Stauungskatarrh der Lungen? Vergleichen von Arm- und Leistenpulsen beiderseits.

Neurologischer Übersichtsstatus

Technische Verfahren

Labor: Urinstatus einschl. Azeton. Urinfarbe beachten! Blutbild mit Hämatokrit. Blutzucker. Alpha-Amylase im Serum und Urin. Blutsenkung. Auf Trübung des Plasmas achten!

Sonographie des Abdomens

Röntgen: Thorax-Aufnahme. Abdomenleeraufnahme im Stehen, falls praktikabel, sonst in Seitenlage: insbes. achten auf Luftsichel unter dem Zwerchfell, Spiegelbildung und deren Lokalisation; Verkalkungen und Konkremente.

Elektrokardiogramm

Indikationen für gezielte Untersuchungen

Schock / Kollaps s. S. 169

Röntgenaufnahmen von Thorax und Abdomen zeigen Luftsichel unter dem Zwerchfell, abdominale Spiegelbildung, Verdacht auf Ileus	Chirurgisches Konsil mit der Fragestellung einer Laparotomie
Verdacht auf Zwerchfellhernie	Röntgenkontrastdarstellung von Oesophagus und Magen
Abnorm vergrößerter und gefüllter Magen tastbar	Entleerung und Spülung mit dem Magenschlauch Endoskopie mit Fiberinstrument
Ungeklärtes Krankheitsbild mit Verdacht auf Ulkus und/oder Schleimhauterkrankung	Endoskopie

Ikterus s. S. 155

Schmerz im rechten Oberbauch, Ausstrahlung zur rechten Schulter, kein Ikterus	Sonographie Cholangiographie γ-GT als Suchtest
Thoraxkompressionsschmerz Verdacht auf Leberabszeß	Röntgendurchleuchtung: Prüfung insbes. der Zwerchfellbegrenzung und -beweglichkeit Sonographie

Schmerz im linken Oberbauch, zunächst ungeklärt	Sonographie, ggf. mit Kontrollen, im Zweifel ev. auch Computertomographie α-Amylase im Urin und Serum mehrfach kontrollieren
α-Amylase erhöht, Verdacht auf Pankreatitis	Elektrolyte mit Kalzium im Serum, Harnstoff, Kreatinin Transaminasen, Bilirubin, alkalische Phosphatase Säure-Basen-Status, $P\,0_2$ Flüssigkeitsbilanz kontrollieren Sonographie Im Zweifel Computertomographie Cholangiographie, sobald praktikabel
Frauen im gebärfähigen Alter	Schwangerschaftstest
Nierenschlagschmerz, pathologischer Urinbefund	Urographie Sonographische Kontrollen
Urin rötlich, keine Erythrozyturie	Umgekehrte Ehrlichsche Probe Hämoglobinurie mit Teststreifen ausschließen Porphyrine im Urin Anamnese überprüfen: insbes. auf Gebrauch von Barbiturat, Urospasmon
Pulsierende Resistenzen im Bauch, Fehlen von Leisten- und/ oder Armpulsen	Überprüfen der Röntgenaufnahmen auf Kalkablagerungen in Gefäßwänden Sonographie Im Zweifel Computertomographie
Fehlende Beinreflexe, Pupillenstarre	Luesreaktionen im Serum Lumbalpunktion

Verdacht auf Bleiintoxikation	Bleispiegel im Blut, Ausscheidung im Urin; δ-Aminolävulinsäure im Urin.
Gelenkschmerzen, Purpura	Antistreptolysin-Titer Rumpel-Leede-Versuch
Serum trübe	Neutralfett, Cholesterin Lipidelektrophorese
Elektrokardiogramm pathologisch, Verdacht auf Myokardinfarkt	CK-Serie, GOT und GPT
Vor einem Entschluß zur Probelaparotomie wegen ungeklärter akuter Bauchschmerzen	Nochmals durchdenken und ausschließen: Myokardinfarkt Basale Pneumonie Akute Rechtsherzinsuffizienz Porphyrie Hyperlipämie Bleikoliken Tabische Krisen Aneurysma dissecans

Liste der Krankheiten und Syndrome

Magen und Oesophagus
Einklemmung einer Zwerchfellhernie, einschl. traumatischer Hernien
Perforation eines Ulcus ventriculi, frei oder gedeckt
Magenvolvulus und -torsion
Akute Magenlähmung
Verätzungen, ev. mit Perforation
Akuter transpylorischer Schleimhautprolaps

Duodenum
Perforation eines Ulcus duodeni, frei oder gedeckt, Penetrationen
Arterio-mesenterialer Duodenalverschluß

Leber und Galle
Cholelithiasis
Cholezystitis einschl. Empyem
Perforation von Gallenblase und Gallenwegen
Leberabszeß
Leberruptur nach Trauma, einschl. Punktionsverletzungen
Akute Leberstauung bei Herzinsuffizienz
Akute Hepatitis; Dubin-Johnson-Syndrom

Pankreas
Akute Pankreatitis, Nekrose, Abszeß
Akute Pankreatitis bei Hyperlipämie
Pankreasinfarkt

Dünndarm
Ileus, mechanisch und paralytisch,
Perforationen: Ileitis regionalis, Kalium-Ulkus, Ulcus pepticum jejuni, Typhus abdominalis, Tumor, Divertikel
Entzündungen: Ileitis regionalis, I. necroticans, enterale Infekte
Blutungen: bei Antikoagulantien, Trauma

Appendix
Appendizitis einschl. Perforation und Abszeß

Dickdarm
Ileus, mechanisch und paralytisch,
Perforation und Penetration: Divertikulitis, Colitis ulcerosa, Tumoren, Trauma
Ischämische Kolitis

Gefäßsystem
Mesenterialarterieninfarkt, Embolie, Thrombosen, Kompressionen
Mesenterialvenenthrombose
Aneurysma dissecans, Perforation
Periarteriitis nodosa

Peritoneum und Mesenterium
Peritonitis nach Perforation und Durchwanderung, einschl. gallige Peritonitis; hämatogene Peritonitis
Abszeß, intraperitoneal und subphrenisch
Generalisierte Herpes-simplex-Infektion
Yersiniosis (Pasteurella pseudotuberculosis)
Familiäres Mittelmeerfieber mit Polyserositis
Aseptische Nekrose einer Appendix epiploica, Netztorsion
Bauchtrauma, mit und ohne Perforationen; Bauchdeckenhämatom

Gynäkologisch
Mittelschmerz im Menstruationszyklus
Extrauteringravidität einschl. Ruptur
Stieldrehung von Zysten
Adnexitis
Drohender Abort
Uterusperforation

Retroperitonealraum
Paranephritischer Abszeß, nach ventral entwickelt
Hämatom nach Aortographie, Antikoagulation, Hämophilie

Niere und Harnwege
Urolithiasis; Hydronephrose
Pyelonephritis
Niereninfarkt
Nierentrauma: Hämatome, Rupturen, Stielabriß
Spontane Nierenbecken- und Kelchruptur bei Urolithiasis
Spontane Nierenblutung bei Zysten u. Tumoren
Torsion eines nicht deszendierten Testis
Akute Harnverhaltung

Nervensystem
Tabische Krisen
Akute segmentale Läsionen
Herpes zoster

Milz
Milzarterieninfarkt und -venenthrombose
Ruptur, traumatisch und spontan bei Mononukleose

Nachbarschaftsorgane
Myokardininfarkt; Perikarditis
Lungenarterienembolie
Pneumonie; Pleuritis diaphragmatica

Allgemeine Erkrankungen
Diabetische Azidose; Hypoglykämie
Hyperlipämie einschl. Zieve-Syndrom
Porphyrie, akute intermittierende
Purpura abdominalis Schönlein-Henoch
Hämatologische Erkrankungen: Hämolytische Krisen, Polyglobulie
Hämochromatose, Leukämien, Lymphome
Innersekretorisch: Krisen bei M. Addison, Thyreotoxikose, Tetanie
Hyperparathyreoidismus
Intoxikationen: Blei, Thallium, Arsen, Quecksilber

Psychopathie, „Münchhausen-Syndrom"

Grundprogramm

Anamnese

Gegenwärtige Beschwerden: Beginn, Häufigkeit und Intensität der Beschwerden? Art des Schmerzes: Brennen, Drücken, Krampf, Bohren? Auslösen oder Unterdrücken durch Nahrungsaufnahme? Durch Körperhaltung? Verträglichkeit von Speisen, insbes. von Fett? Nüchternschmerz? Erschütterungsschmerz? Vorwiegende Lokalisation? Ausstrahlung?

Mögliche Begleiterscheinungen: Sodbrennen? Übelkeit, Erbrechen? Beschaffenheit des Erbrochenen? Schluckbeschwerden?
Stuhlgang: Durchfälle? Obstipation? Beschaffenheit des Stuhls? Teerstuhl? Blut im Stuhl? Blähungen? Würmer?
Appetit? Körpergewicht jetzt, vor einem Jahr? Fieber? Juckreiz?

Ursächliche Faktoren: Frühere Baucherkrankungen, Operationen? Rauchen? Alkoholkonsum? Medikamente, insbes. Phenylbutazon, Antibiotika, Digitalis, Azetylsalizylsäure? Berufliche oder anderweitige Exposition für Blei oder toxische Substanzen? Familiäre Erkrankungen?

Befund

Inspektion allgemein: Hautveränderungen? Pigmentationen? Ikterus der Haut und Sklerem? Palmarerythem? Spidernaevi? Behaarungstyp? Gynäkomastie? Teleangiektasien? Xanthome und Xanthelasmen? Hautblutungen? Ödeme? Uhrglasnägel? Zungenbelag? Geruch der Atemluft?

Inspektion des Abdomens: Meteorismus? Froschbauchform? Vorwölbungen? Sichtbare Peristaltik? Vermehrte Venenzeichnung?

Palpation: Resistenzen? Undulation? Leber: Größe, Rand, Konsistenz, Ebenheit der Oberfläche? Gallenblase tastbar? Milz: Größe, Form und Konsistenz? Blasenvergrößerung? Druckempfindlichkeiten in ihrem Maximum festlegen. Hyperästhetische Zonen? Dorsale Druckpunkte? Thoraxkompressionsschmerz? Lymphome, insbes. links supraklavikulär?

Perkussion: Überprüfen der Tastbefunde. Umlagerungsversuch bei Verdacht auf Aszites.

Auskultation: Darmgeräusche. Gefäßgeräusche über der Aorta abdominalis und seitlich davon, über den Becken- und Leistenarterien.

Anale Inspektion: Fisteln? Fissuren? Narben? Hämorrhoiden?

Rektale Palpation: Druckschmerz, insbes. des Douglasraums? Resistenzen? Prostata: Größe, Form, Konsistenz? Sphinktertonus? Blut- oder Teerstuhl am Handschuhfinger?

Technische Verfahren

Labor: Blutsenkung, dabei auf Trübung des Plasmas achten. Blutbild, Urinstatus. Blutzucker. Kreatinin und Harnstoff. Transaminasen, γ-GT, alkalische Phosphatase, α-Amylase. Cholesterin, Neutralfett. Quicktest. Serumeiweiß, Elektrophorese.

Röntgen: Thoraxaufnahme, Abdomen-Leeraufnahme.

Elektrokardiogramm

Indikationen für gezielte Untersuchungen

Screeningmethode bei allen unklaren abdominellen Erkrankungen	Sonographie
Oberbauchbeschwerden bei unklarem Sonographiebefund	Gastroskopie ERCP Röntgen: Dünndarmpassage
Verdacht auf Dickdarmerkrankung	Kolonkontrasteinlauf Koloskopie
Verdacht auf Ulkus, Gastritis, Tumor in Oesophagus, Magen und Duodenum	Endoskopie, ggf. mit Biopsie
Ulkus, Gastritis oder Karzinom nachgewiesen	Säuresekretionsteste in der Regel überflüssig
Rezidivierende, multiple Ulcera, auch mit atypischem Sitz, insbes. kombiniert mit Durchfällen	Magensekretionsanalyse, basal und nach maximaler Stimulation mit Pentagastrin
Anhaltender Verdacht auf Zollinger-Ellison-Syndrom	Gastrinbestimmung in einem entspr. Zentrum, ev. nach Provokation mit Sekretin
Umschriebene Prozesse, Tumorverdacht	Feinnadelbiopsie unter sonographischer Kontrolle

Verdacht auf Beteiligung der Leber	Labor: sofern nicht schon vorliegen: GOT, GPT, LDH, GLDH. Eisen, Ferritin und Kupfer i.S. Alkalische Phosphatase, Fibrinogen
Anhaltender Verdacht auf Lebererkrankung	Laparoskopie mit Biopsie
Verdacht auf Leberabszeß; bei Laparoskopie ungeklärter Verdacht auf Lebererkrankung, insbes. Metastasen	Sonographie Im Zweifel: CT
Verdacht auf Pankreaserkrankung	Sonographie Röntgen-Leeraufnahme des Abdomens auf Verkalkung überprüfen Falls nicht schon Hyperglykämie: Glukose-Belastungstest Kalzium und Phosphor im Serum Computertomographie ERCP
Verdacht auf exkretorische Pankreasinsuffizienz	Mehrfach Stuhlgewicht bestimmen Pankreolauryltest
Anhaltender Verdacht auf Pankreastumor	Feinnadelpunktion unter sonographischer Kontrolle Selektive Angiographie
Verdächtige Resistenzen, Obstipation, Diarrhoe, sonst noch nicht geklärte Diagnose	Stuhluntersuchung: Makroskopische Inspektion: Blut? Wurmeier Rektoskopie Kolon-Kontrasteinlauf

Anhaltender Verdacht auf Krankheitsprozesse im Kolon	Koloskopie
Anhaltend ungeklärte chronische und rezidivierende Bauchschmerzen	Suchtest auf Porphyrine im Urin (Ehrlich-Reagens, Rotfluoreszenz im UV-Licht von 366 nm) Überprüfen der Anamnese auf Bleiexposition, des körperlichen Befundes auf Bleisymptome, insbes. Bleisaum Überprüfen des Neurologischen Status auf radikuläre Reizerscheinungen
Porphyrin-Suchtest positiv	Uro- und Koproporphyrin Porphobilinogen δ-Aminolaevulinsäure
Fieber ungeklärt – s. S. 103	Blutkulturen!
Eisen im Serum erhöht	Leberbiopsie, ev. Probeexzision aus der Haut, Eisenfärbung
Gefäßgeräusche, sonstige arterielle Verschlußkrankheit	Sonographie Angiographie, falls möglich DSA Bei ev. ther. Entscheidungen: selektive Darstellung der Mesenterialarterien
Anhaltende Abdominalschmerzen, diagnostische Möglichkeiten ausgeschöpft	Probelaparotomie

Liste der Krankheiten und Syndrome

Magen

Zwerchfellhernien; Achalasie; Refluxoesophagitis
Chronische Gastritis einschl. Medikamentenfolgen, Gastropathia hypertrophica
Ulcus ventriculi
Magenkarzinom und andere Tumoren
Polypose

Duodenum

Ulcus duodeni einschl. Zollinger-Ellison-Syndrom
Karzinom
Divertikel
Arterio-mesenteriale Duodenalkompression
Lambliasis

Leber und Gallenwege

Cholelithiasis
Cholangitis
Cholezystitis
Stenosen des Ductus choledochus, Gallenwegsdyskinesien
Karzinom der Gallenblase und Gallenwege
Lebertumoren, metastatisch und primär
Stauungsleber
Fettleber
Leberabszeß; Echinokokkus
Chilaiditi-Syndrom

Pankreas

Chronische Pankreatitis einschl. Pankreasgangsteine
Pankreaskarzinom und andere Tumoren
Pankreaszysten und Pseudozysten

Dünndarm
Subileus,
Ileitis regionalis
Würmer
Kaliumchlorid-Ulkus
Dünndarmkarzinom und Karzinoid
Maligne und benigne Tumoren
Ulcus pepticum jejuni; Dumping-Syndrom

Appendix: rezidivierende Appendizitis

Dickdarm
Tumoren
Divertikulitis
Colitis ulcerosa; Colitis regionalis
Colitis mucosa
Nichtgangränöse ischämische Kolitis
Ileozoekal-Tuberkulose
Reizkolon

Gefäßsystem
Stenosierende und obliterierende Arteriosklerose einschl. mesenteriales Steal-Syndrom
Aneurysma der Aorta abdominalis und der Beckenarterien
Periarteriitis nodosa

Peritoneum und Mesenterium
Lymphadenitis toxoplasmotica
Pasteurella pseudotuberculosis (Yersiniosis)
Tumoren, metastatische und primäre
Peritonitis tuberculosa

Gynäkologisch: s. Fachliteratur

Niere und Harnwege

Urolithiasis

Harnwegsinfektion

Hydronephrosen einschl. retroperitoneale Fibrose Ormond

Tumoren

Nierentuberkulose

Senknieren

Allgemeine Erkrankungen

Porphyrie

Hämochromatose

Hyperlipämie einschl. Zieve-Syndrom

Intoxikationen: Blei, Thallium

Familiäres Mittelmeerfieber

Grundprogramm

Anamnese

Gegenwärtige Beschwerden: Allgemeine Schwäche, Ermüdbarkeit? Atemnot bei Anstrengungen? Herzklopfen? Ohnmachtsneigung? Kopfschmerzen? Konzentrationsschwäche? Zeit der Entwicklung der Erscheinungen?

Mögliche Begleiterscheinungen: Fieber? Gelbsucht? Urinfärbungen? Zungenbrennen? Schluckstörungen? Abnorme Geschmacksgelüste? Haar- und Nagelwachstum? Brüchigkeit der Nägel? Störungen von Bewegung und Gefühl in den Gliedmaßen?

Ursächliche Faktoren: Blutungen irgendwelcher Art? Vermehrte Menstruationsblutungen? Schwarzer Stuhl? Ernährungsgewohnheiten? Gewichtsabnahme? Frühere Magen- und Darmoperationen? Durchfälle? Alkoholkonsum? Medikamente, insbes. Phenazetin und Salizylate? Bluttransfusionen? Bestrahlungen? Familiäre Krankheiten?

Befund

Allgemeine Inspektion: Blässe von Haut und Schleimhaut? Ikterus? Gelbliches Hautkolorit ohne Ikterus? Dermatose an belichteten Körperstellen? Anomalien der Fingernägel? Ulcera cruris? Mundwinkelrhagaden? Teleangiektasien, insbes. an den Lippen? Atrophie der Zungenoberfläche? Bleisaum am Zahnfleisch? Abnorm hoher Gaumen? Turmschädel?

Kreislaufstatus: Pulsfrequenz, Blutdruck; Herzgröße, Herz- und Gefäßgeräusche?

Abdomen: Resistenzen? Vergrößerung von Leber und Milz? Lymphome?

Neurologischer Übersichtsstatus mit Prüfung der Vibrationsempfindung.

Technische Verfahren

Großes Blutbild: Hämoglobin, Erythrozyten, Hämatokrit, Leukozyten, Blutausstrich, Retikulozyten, Thrombozyten

Berechnung: Hb_E (MCH), MCV, MCHC

Blutsenkung, dabei achten auf Farbe des Plasmas und Schleiersenkung

Urinstatus mit Urobilinogen und Bilirubin. Makroskopisch auf Urinfarbe, insbes. Rotfärbungen, achten.

Eisen im Serum, ***Ferritin,*** (falls die Situation eine weitere Klärung erfordert)

Indikationen für gezielte Untersuchungen

Definition der Anämie: Unterschreiten der Untergrenze von einem der beiden Parameter (bei akuten Blutungen aber noch normale Werte möglich!):
1. Hämoglobin: 13,0 g% Männer, 11,5 g% Frauen
2. Erythrozyten: $4{,}2 \cdot 10^6/mm^3$ Männer, $3{,}9 \cdot 10^6/mm^3$ Frauen

Erster differentialdiagnostischer Schritt: Zuordnung zu einer Hauptgruppe (Kombinationen möglich!)

1. Normochrome Anämie, ggf. mit Kreislaufinsuffizienz bis zum Schock	Akute Blutungsanämien
2. Hypochrome ($Hb_E < 27$ pg) und mikrozytäre (MCV < 85 μm^3) Anämie, Eisen erniedrigt	Eisenmangelanämien mit und ohne chronische Blutverluste
3. Hypo- bis normochrome Anämie, Serumeisen erhöht	Eisenverwertungsstörungen
4. Hyperchrome ($Hb_E > 35$ pg) und makrozytäre (MCV > 100 μm^3) Anämie	Störung der Zellkernreifung der erythrozytären Vorstufen
5. Anämie mit Retikulozytopenie (< 25000 mm^3) meist mit Leuko- und Thrombopenie, refraktär gegen Behandlung mit Eisen und Vit. B 12 bzw. Folsäure	Störung der Erythrozytenregeneration

6. Anämie mit Retikulozytose (>75000/mm³), Ikterusschübe, Bilirubin im Urin negativ, unverestertes Bilirubin im Serum >1.0 mg%	Beschleunigter Erythrozytenabbau

Zweiter differentialdiagnostischer Schritt: Differenzierung innerhalb der Hauptgruppe

Zu 1. ***Akute Blutungsanämien***

Akute sonst ungeklärte Kreislaufinsuffizienz ohne manifeste Blutverluste	Blutungen im Körperinneren ausschließen: Sonographie des Abdomens Endoskopie von Ösophagus und Magen Rektale Tastung: Stuhlfarbe?

Zu 2. ***Eisenmangelanämien***

Bekannte Blutungen	Beseitigung der Ursache soweit möglich, Eisensubstitution
Keine manifesten Blutverluste	Ausschluß von okkulten Blutungen, insbes. im Gastrointestinaltrakt Sonographie des Abdomens
Blutverluste auszuschließen	Eisenresorptionstest: Fe.i.S. vor und 4 Std. nach 200 mg Eisen per os
Eisenspiegel steigt bei Resorptionstest	Probatorische Therapie Kontrolle von Retikulozyten und Hämoglobin
Eisenspiegel steigt bei Resorptionstest nicht	Ursache der Resorptionsstörung klären Gastroskopie

Eisen i. S. niedrig, Ferritin erhöht	Kein Eisenresorptionstest Keine probatorische Eisenbehandlung Nach Tumoren und chronischen Entzündungen suchen Röntgenbild des Thorax auf Lungenhämosiderose überprüfen
Wissenschaftliche Fragestellungen in Bezug auf den Eisenstoffwechsel	^{59}Fe-Resorptions-Ganzkörperretentionstest

Zu 3. ***Eisenverwertungsstörungen***

Basophile Tüpfelung, Darmkoliken	Anamnese auf Bleiexposition überprüfen δ-Amino-Lävulinsäure im Urin
Auffallend starke Hypochromie bei erhöhtem Serumeisen	Herkunft aus Mittelmeerländern? Hb A_2; siehe auch zu 6. Keine Eisengaben!
Anhaltend ungeklärte Anämie	Sternalpunktion mit Eisenfärbung: Sideroblastenanteil?

Zu 4. ***Kernreifungsstörungen***

Hyperchrome, makro- bzw. megalozytäre Anämie	Sternalpunktion (vor Therapie und Schillingtest!) LDH Vit. B 12-Resorptionstest (Schilling-T.) Gastroskopie zum Ausschluß eines Neoplasma des Magens Neurologische Untersuchung Therapie-Versuch mit Vit. B 12, Verfolgung von Blutbild und Retikulozyten; bei fehlendem Erfolg desgl. mit Folsäure

Wissenschaftliche Fragestellungen	Bestimmung der Spiegel von Vit. B 12 und Folsäure im Serum

Zu 5. ***Störung der Erythrozytenregeneration,*** oft mit Panzytopenie

Nach Ausschluß der anderen Anämiegruppen	Anamnese bez. Medikamente und tox. Substanzen überprüfen Nachweis oder Ausschluß von Niereninsuffizienz, Hypalbuminämie, Hypothyreose Nach Tumoren und chronischen Infekten suchen Sonographie des Abdomens, insbes. der Milz
Anhaltend ungeklärtes Krankheitsbild	LDH, Alkal. Phosphatase, CEA Röntgen: Wirbelsäule, Rippen, Schädel, Becken Knochenszintigraphie Sternalpunktion; im Zweifelsfall: Beckenkammbiopsie
Zu 6. ***Beschleunigter Erythrozytenabbau***	Blutausstrich überprüfen auf: Kugelzellen, Schießscheibenzellen, Normoblasten; Anisozytose, Poikilozytose, Polychromasie Basophile Tüpfelung, Heinz'sche Innenkörper Bilirubin i. S. verestert und unverestert; Stuhlfarbe? Coombstest direkt und indirekt Sonographie der Milz; auf Gallensteine achten! Anamnese überprüfen: familiä-

	res Vorkommen? Exposition für Medikamente, bestimmte Nahrungsmittel, toxische Substanzen?
Akute schwere Zustände	Hämoglobin im Serum und Urin
Tropenaufenthalt	Plasmodien im Ausstrich suchen
Kugelzellenanämie	Price-Jones-Kurve Osmotische Resistenz
Basophile Tüpfelung der Erythrozyten	Anhalt für Bleiexposition? δ-Amino-Lävulinsäure im Urin
Akrale Durchblutungsstörungen, extreme BSG	Kälteagglutinine
Auffallend niedriges Hb bei rel. normaler Erythrozytenzahl	Hämoglobin A_2
Frage einer Milzexstirpation	Erythrozytenüberlebenszeit mit ^{51}Cr-Markierung
Anhaltend ungeklärte Krankheitsbilder	In entspr. Zentren: Analyse von Hämoglobinopathien, Enzymstörungen und Immunhämolysen

Liste der Krankheiten und Syndrome

Anämie bei akuten Blutungen

Sichtbar, nach außen
Verletzungen aller Art
Bluterbrechen – s. S. 47
Bluthusten – s. S. 51
Blut im Stuhl – s. S. 55
Blut im Urin – s. S. 60
Nasenbluten einschl. M. Osler
Gynäkologische Blutungen, s. Fachbücher

Im Körperinneren
Traumafolgen, insbes. Organrupturen von Milz, Leber, Niere, Pleura
Punktionsverletzungen
Blutungen bei Ulcus ventriculi et duodeni, hämorrhagischer Gastritis
Oesophagusvarizen
Spontan-Hämatopneumothorax
Aneurysma dissecans
Tumorarrosionen
Spontane Organblutungen bei Antikoagulation und hämorrhagischer Diathese; Milzruptur bei M. Pfeiffer

Eisenmangelanämie

Bei chronischen Blutungen
Vgl. akute Blutungen, dazu:
Zwerchfellhernie
Wurmkrankheiten
„Diagnostische Aderlässe“

Ohne chronische Blutungen
Alimentärer Mangel
Erhöhter Eisenbedarf: Wachstum, Gravidität, Laktation

Resorptionsstörungen, insbes. bei Magenresektion, Malabsorptionssyndrom
Remission einer perniziösen Anämie

Eisenverwertungsstörungen

Sideroachrestische Anämie, hereditäre und erworbene Form
Pyridoxinmangelanämie
Thalassämie
Bleianämie

Störungen der Zellkernreifung der erythrozytären Vorstufen (Hyperchrome, megalo- bzw. makrozytäre Anämien)

Mit Megalozyten und Megaloblasten
Perniziöse Anämie
Symptomatische perniziosa-ähnliche Anämien, Vitamin B 12 und/oder Folsäuremangelzustände

- Magenresektion; Magenkarzinom und -adenom
- Malabsorption einschl. Blindsack-Syndrom, s. S. 79
- Mangelernährung, Kwashiorkor; Alkoholismus
- Fischbandwurm
- Ziegenmilchanämie
- Schwangerschaft
- Tumoren und Leukosen
- Medikamente: Hydantoin, PAS, Folsäure-Antagonisten
- Hereditäre Störungen: Orotazidurie; Formiminotransferasemangel; Kongenitale Vit. B. 12 – Malabsorption mit Proteinurie

Makrozyten
Chronische Leberleiden: Zirrhose, Hämochromatose
Chronische Nierenleiden
Hämolytische und hyporegeneratorische Anämien s. u.

Störungen der Erythrozytenregeneration

Primär aplastische Anämien
Idiopathische Formen unbekannter Genese

- Angeborene aplastische Anämie

Primär aplastische Anämie unbekannter Genese
Toxische und toxisch-allergische Formen
Dosisabhängige Knochenmarksdepression
Physikalisch: Strahlen
Chemisch: Zytostatika, Chloramphenicol, Phenylbutazon, Benzol
Dosisunabhängige Knochenmarksdepression
Medikamente: Chloramphenicol, Atebrin
Autoantikörper

Sekundär aplastische Anämien

Knochenmarksinfiltration:
Leukosen, Tumoren einschl. Metastasen maligne, Lymphome
Osteomyelofibrose und -sklerose
Symptomatische hyporegenerative Anämien:
Tumoren, chronische Infekte, Hypalbuminämie, Hypothyreose, Niereninsuffizienz
Hypersplenie-Syndrom, s. Milztumor S. 194

Beschleunigter Erythrozytenabbau

Korpuskuläre Erkrankungen

Störungen an Membran und Stroma
Kongenitale Mikrosphärozytose, Kugelzellenanämie, konstitutioneller hämolytischer Ikterus
Elliptozytose; Akanthozytose
Defekte am Inhalt
Hämoglobinopathien
Thalassämia maior, minor und minima (weitere Unterformen)
Sichelzellenanämie
Weitere Hämoglobinanomalien
Störung der Häm-Synthese: Erythropoetische Porphyrie
Enzymdefekte: insbes. Glukose-6-Phosphat-Dehydrogenase-Mangel mit Symptominduktion durch Fava-Bohnen, Medikamente
Paroxysmale nächtliche Hämoglobinurie Marchiafava

Mechanische Hämolysen

Langlauf, Marsch und andere langdauernde mechanische Belastungen
Herzklappenersatz
Blutpumpen

Toxische Hämolysen

Alkohol: Zieve-Syndrom

Chemische Intoxikationen: Schlangengift, Benzin, Benzol, Toluol, Dinitrobenzol, Seifenabort, Blei, Pilzgifte

Medikamente: Phenazetin, Atebrin, Sulfonamide (s. o. Enzymdefekte)

Infektionen: Sepsis, Malaria, Gasbrand, Virusinfektionen

Hypersplenie-Syndrom

Hämolytisch-urämisches Syndrom

Malignome

Serogene Hämolysen

Isoantikörper
- Transfusionsreaktionen im ABO- und Rh-System, selten weiterer Faktoren
- Neugeborenen-Erythroblastose
  - Anämia neonatorum
  - Icterus gravis neonatorum
  - Hydrops congenitus universalis

Autoantikörper
- Inkomplette Wärmeantikörper
  - Idiopathische Formen
  - Symptomatische Formen bei Grundkrankheiten des lymphatischen und retikulo-endothelialen Systems
  - Medikamentös induzierte Formen: insbes. durch Antibiotika, Antikonvulsiva, Antiphlogistika
- Kälteagglutinine
  - Akut erworben bei Mykoplasma- und Virusinfektionen
  - Idiopathische chronische Kälteagglutininkrankheit
- Kältehämoglobinurie

Grundprogramm

Anamnese

Gegenwärtige Beschwerden: Plötzlicher oder allmählicher Beginn der Harnausscheidungsstörung? Totaler Stop, *nicht ein* Tropfen, oder noch eine kleine Restmenge? Harnträufeln?
Farbe, Trübung und Geruch des frischen Urins? Beschwerden beim Wasserlassen? Schmerzen in der Blasen- und/oder Nierengegend?

Mögliche Begleiterscheinungen: Fieber? Kopfschmerzen? Augenflimmern? Übelkeit, Erbrechen? Atemnot? Allgemeine Mattigkeit? Gewichtsabnahme? Krampfanfälle?

Ursächliche Faktoren: Normale Trinkmenge? Wasserverluste durch Schwitzen, Durchfall, Erbrechen? Unfälle und Verletzungen? Verbrennungen? Blutungen? Operationen? Transfusionen?
Frühere Nieren- und Blasenkrankheiten? Durchgeführte Blasenkatheterisierung? Durchgemachte fieberhafte Infekte? Frühere Gonorrhoe? Harnröhrenausfluß?
Frühere Leber- und Gallenkrankheiten? Neigung zu Blutungen, blauen Flecken in der Haut?
Schwangerschaft? Ggf. weitere gynäkologische Anamnese.
Bekannte Gicht? Gelenkschmerzen, insbes. am Großzehengrundgelenk?
Frühere Herzleiden, Hochdruck? Atemnot in Ruhe und bei Anstrengung? Nervenleiden? Bestrahlungen? Diabetes mellitus?
Medikamente: insbes. Digitalis, Diuretika, Kopfschmerzmittel?
Berufliche und andere Kontakte mit chemischen Giften?

Befund

Allgemein: Bewußtseinszustand? Foetor uraemicus? Vertiefte Atmung? Nasenflügelatmung? Hautfarbe? Blutfülle der Bindehautgefäße?

Ödeme im Gesicht und an den Extremitäten? Feuchtigkeit der Zunge? Normales Verstreichen einer Hautfalte? Fieber? Hauttemperatur an den Akren?

Harnsystem und Abdomen: Blase tastbar? Ggf. Ergänzung durch Perkussion. Resistenzen im Abdomen, insbes. in der Nierenregion? Schmerzhaftigkeiten? Klopfschmerz der Nierenregion? Milz und Leber tastbar? Zeichen einer Gravidität?

Kardiologischer Status: Blutdruck, Pulsfrequenz, Rhythmus. Herz: Größe, Form, Töne; Geräusche, Perikardreiben? Stauungssymptome, insbes. Rasselgeräusche über den abhängigen Lungenpartien? Halsvenenstauung?

Sonstiges: Lymphome? Muskelschwund? Gelenkveränderungen? Tophi an den Händen und Füßen, am Ohrknorpel?

Neurologischer Übersichtsstatus

Rektale Palpation: Form, Größe, Konsistenz und Schmerzhaftigkeit der Prostata. Anderweitige rektale und pelvine Tumoren.

Technische Verfahren

Sonographie: Blase gefüllt? Nierengröße? Nieren gestaut? Harnleiter erweitert?

Labor: Falls Urin zu gewinnen, Urinstatus mit spezifischem Gewicht bzw. Osmolarität. Bakteriologische Kultur.
Blutzucker, Harnstoff, Kreatinin im Serum

Elektrokardiogramm

Indikationen für gezielte Untersuchungen

Verdacht auf Verletzung von Blase oder Harnröhre	Kein diagnostischer Katheterismus! Urologischer Notfall (Klärung durch Urethrozystographie)
Sonstige Anurie/Oligurie bei tastbarer und/oder sonographisch gefüllter Blase	Versuch eines Blasenkatheterismus
Blasenkatheter gelingt nicht	Keine wiederholten Versuche! Überweisung in urologische Fachbehandlung
Blasenkatheter gelingt nicht, Blase deutlich tastbar, Notfall	Entlastungspunktion der Blase Urinstatus Bakteriologische Urinkultur
Blasenkatheter gelingt, Abfluß einer größeren Urinmenge	Ausschluß einer funktionellen Entleerungsstörung durch neurologische Untersuchung und Medikamentenanamnese
Organisches subvesikales Hindernis anzunehmen	Überweisung in urologische Fachbehandlung
Blase leer oder nur gering gefüllt	Prärenale Störungen klinisch ausschließen Überprüfen der Konzentrationsfähigkeit durch Messen der Osmolarität oder des spezifischen Gewichts des Urins Elektrolyte im Serum Säure-Basen-Status

Subvesikales Hindernis und prärenales Nierenversagen auszuschließen	Röntgen: Leeraufnahme und intravenöse Urographie Sonographie
Hinweis auf postrenales prävesikales Abflußhindernis	Überweisung in urologische Fachbehandlung Ggf. gynäkologisches Konsil
Verdacht auf Prostatakarzinom	Labor: Elektrophorese, alkalische, saure und prostataspezifische Phosphatase; Blutgerinnungsteste (Quick, PTT, ev. PAT III) Röntgen: Urographie, Becken, Lendenwirbelsäule Prostata-Biopsie Knochenszintigraphie Lymphographie
Abflußhindernis auszuschließen	Komplettierung des Allgemeinbefundes Augenhintergrund-Untersuchung Beratung mit Nierenzentrum, ob und wann Hämodialyse angezeigt

Liste der Krankheiten und Syndrome

Postrenale Abflußstörung

Subvesikal (Harnverhaltung)

Harnröhre

Strikturen, Klappen- und Divertikelbildungen, Meatusstenose, Phimose

Verletzungen
Urethralsteine, Fremdkörper
Obturierende und komprimierende Tumoren, insbes. gynäkol. Art

Blase und Blasenausgang
Organische Veränderungen
Prostatahypertrophie (Fibroadenomatose der Prostata)
Prostata-Karzinom; infiltrierend wachsende Blasentumoren
Prostatitis, Abszeß
Sphinktersklerose
Zystitiden einschl. Blasentuberkulose
Blasensteine, Blutkoagel, Fremdkörper, Verletzungen

Innervationsstörungen
Zerebral
Apoplexien, Subarachnoidalblutung
Meningitiden und Enzephalitiden
Intrakranielle raumfordernde Prozesse
Progressive Paralyse

Medullär und spinal
Querschnittssyndrom: Trauma, Kompressionen, Myelitis
Disseminierte Erkrankungen: Multiple Sklerose, Tabes dorsalis, Syringomyelie, Hämatomyelie, Funikuläre Myelose, Verschluß der A. spinalis anterior
Akuter medialer Bandscheibenprolaps

Peripher
Polyneuritiden und Polyneuropathien, insbes. Diabetes mellitus, traumatische und komprimierende Schäden
Blasenatonie nach vorausgehender Überdehnung
Intoxikationen, Medikamente, insbes. Opiate
Psychogene Störungen

Prävesikal (doppelseitig, bzw. einseitig bei Einzelniere)
Verschluß der Ureteren: Steine, Blutkoagel, nekrotische Papillenspitzen, Pilzpfröpfe, versehentliche Ureterenunterbindung
Kompressionen und Obturationen durch Tumoren
Strahlenfibrose; retroperitoneale Fibrose (Ormond-Syndrom). Siehe Kreuzschmerzen S. 221

Renale Parenchymerkrankungen, akut und chronisch im Stadium der Dekompensation

Entzündlich
Glomerulonephritiden
Pyelonephritiden
Phenazetinniere; interstitielle Nephritiden
Sepsis; Syndrom des toxischen Schocks
Nekrotisierende Pankreatitis

Vaskulär
Nierenarterienembolie und -thrombose, Aneurysma dissecans
Nierenvenenthrombose
Maligne Nephrosklerose, Periarteriitis nodosa

Stoffwechselstörungen
Diabetische Glomerulosklerose
Gichtniere, einschl. Harnsäurekristallausfällung, auch bei zytostatischer Behandlung
Amyloid, Myelom
Schwangerschaftsnephropathie (EPH-Gestose)
Hyperparathyreoidismus

Akutes Nierenversagen bei länger anhaltenden prärenalen Störungen

Intoxikationen: insbes. Quecksilber, Tetrachlorkohlenstoff

Primärer Ausfall von Nephronen
Zystenniere

Prärenal verursachtes Nierenversagen

Blutverluste
Wasser- und Elektrolytverluste
andere Schockzustände – s. S. 169
Herzinsuffizienz
Hämoglobin- und Myoglobinämie, Transfusionszwischenfälle, Crush-Syndrom
Akute Ödemeinlagerungen – s. S. 208

Grundprogramm

Anamnese

Gegenwärtige Beschwerden: Spannungsgefühl im Leib? Bauchschmerzen, akut, chronisch? Veränderung im Passen der Kleidung?

Mögliche Begleiterscheinungen: Appetitlosigkeit? Gewichtsabnahme? Unverträglichkeit von Speisen? Erbrechen, insbes. auch von Blut? Teerstühle? Störungen der Darmentleerung, Obstipation, Durchfälle? Fieber? Schwellungen der Füße, des Gesichts? Atemnot?

Ursächliche Faktoren: Durchgemachte Gelbsucht? Baucherkrankungen, Operationen? Geschwulsterkrankung, Bestrahlungen? Alkoholkonsum, jetzt und früher? Herz- und Kreislaufleiden?

Befund

Allgemeine Inspektion: Hautfarbe? Ikterus? Behaarungstyp, Scham- und Achselbehaarung? Spidernaevi? Palmarerythem? Generalisiertes Ödem, in den abhängigen Körperpartien?

Lokalbefund: Bestätigung des Aszites durch Prüfung der Undulation und der Lageverschieblichkeit der Dämpfung. Vermehrte Venenzeichnung der Bauchhaut? Meteorismus? Darmgeräusche?
Resistenzen und Druckschmerzhaftigkeiten im Bauchraum?
Leber: Größe, Form und Konsistenz? Milz tastbar? Größe und Konsistenz? Lymphome?

Perkussion der Lungen zum Ausschluß eines Pleuraergusses.

Kardiologischer Status: Dyspnoe, Zyanose? Halsvenenstauung? Blutdruck, Herzfrequenz und -rhythmus? Herzgröße und -form. Herzgeräusche?

Technische Verfahren

Labor: Blutsenkung, Blutbild, Urinstatus. Serumeiweiß und -elektrophorese. Transaminasen.

Elektrokardiogramm

Röntgen: Thorax-Aufnahme

Sonographie des Abdomens

Probepunktion des Aszites: makroskopische Beurteilung, Bestimmung des Eiweißgehaltes

Indikationen für gezielte Untersuchungen

Exsudat, akutes Krankheitsbild	s. Akute Abdominalschmerzen S. 1
Exsudat, chronisches Krankheitsbild	Ggf. gynäkologisches Konsil Punktat auf Tumorzellen untersuchen, bakteriologisch auf Tbc., ggf. mit Kultur und Resistenzbestimmung
Desgl., im Zweifelsfalle	Laparoskopie Tierversuch mit Aszites
Exsudat, kein Tumor, keine Tbc nachweisbar	Leberbiopsie bei Laparoskopie LE-Zellen mehrfach. Antinukleäre Antikörper, falls positiv auch Anti-DNS-Antikörper

Chylöser Aszites	Röntgen: Magen-Darm-Passage und Kolonkonstrasteinlauf zum Ausschluß eines Tumors Laparoskopie
Transsudat mit dem Bild einer Rechtsherzinsuffizienz	Röntgendurchleuchtung, Analyse der Herzfigur, Ausschluß einer Perikardverkalkung
Desgl., kein befriedigender Erfolg der Therapie, weiterhin unklar	Rechtsherzkatheter, insbes. in Hinblick auf den Nachweis eines diastolischen „dip"
Transsudat ohne kardiale Symptome	Labor: Weitere Fermente, LDH, GLDH, Gamma-GT, alkalische Phosphatase Eisen und Kupfer im Serum Röntgen: Magen-Darm-Passage, insbes. auf Oesophagusvarizen Laparoskopie
Zeichen eines portalen Hochdrucks ohne nachweisbare Lebererkrankung	Splenoportographie mit Druckmessung

Liste der Krankheiten und Syndrome

Stauungstranssudat

Portaler Hochdruck

Intrahepatischer Block: Leberzirrhosen, Hämochromatose; primäre und sekundäre Tumoren; akute alkoholische Hepatitis; Lues III der Leber

Prähepatischer Block: Thrombosen und Kompressionen der V. portae
Posthepatischer Block: Budd-Chiari-Syndrom und Perikarditis constrictiva mit besonderer Auswirkung auf die Lebervenen

Rechtsherzinsuffizienz mit generalisierter venöser Stauung, einschl. Perikarditis constrictiva

Transsudat bei Hypoproteinämie und allgemeinen Ödemen
– s. S. 208

Exsudat

Akute Entzündungen, Peritonitis – s. S. 1

Chronische Entzündungen
Kollagenosen
Tuberkulose
Echinokokkus

Chylöser Aszites, bei primären und sekundären Tumoren

Tumorbildungen (mit Exsudat und Transsudat vorkommend)
Peritonealkarzinose und -sarkomatose
Metastasierendes Dünndarmkarzinoid
Meigs-Syndrom
Leukämien, Lymphogranulomatose
Geplatzte Ovarialzysten, Pseudomyxome

Blutungen in die freie Bauchhöhle
Traumatisch einschl. zweizeitige Milzruptur
Spontan, z.B. Milzperforation bei M. Pfeiffer, Ruptur einer Pankreaszyste

Vorgetäuschter Aszites
Adipositas, Riesenkystome, Harnverhaltung, Hydronephrosen

Grundprogramm

Anamnese

Schilderung des Vorgangs: Erstmaliges Ereignis oder mehrfach auftretend, seit wann, wie oft? Umstände, Hergang und Dauer des Ereignisses? Möglichst auch Fremdanamnese dazu.
Vorempfindungen? Auslösende Bedingungen? Bestimmte Kopfhaltung? In welcher Körperlage? Husten, Lachen, Pressen, Wasserlassen? Einleitung des Anfalls durch Schwächegefühl, Übelkeit, Schwitzen, Schwarzwerden vor den Augen, Atemnot?
Vollkommen ausgelöschtes oder noch teilweise erhaltenes Bewußtsein? Hinstürzen? Verletzungen? Bewegungen während des Anfalls? Zungenbiß? Unwillkürlicher Abgang von Urin, Stuhl? Blässe oder Blauverfärbung des Gesichts während des Anfalls?
Nach dem Anfall: Kopfschmerzen? Zeitweise Desorientiertheit? Sprachstörungen? Vorübergehende Ausfälle von Kraft und Bewegungen? Schlafbedürfnis, Muskelkater? Polyurie?

Ursächliche Faktoren: Vorerkrankungen, insbes. von Herz und Kreislauf? Bluthochdruck? Herzklappenfehler? Rheumatisches Fieber? Herzschmerzen, in Ruhe und unter Belastung? Unregelmäßigkeiten des Herzschlages, Stolpern, Aussetzen, Jagen? Durchgemachte Erkrankungen des Zentralnervensystems? Frühere Schädelverletzungen? Fieber in letzter Zeit?
Nierenleiden? Körpergewichtsentwicklung? Alkoholkonsum?
Medikamente, insbes. Digitalis, Antiarrhythmika, Antiepileptika?

Befund

Allgemein: Verletzungen? Hämatome, Druckschmerzhaftigkeiten? Inspektion der Zunge auf Bißstellen, Narben. Geruch nach Alkohol u. a.?

Kardiologischer Status, insbes. längere Beobachtung des Herzrhythmus.

Angiologischer Status, insbes. Tasten und Auskultieren der Halsarterien.

Neurologischer Status mit Augenhintergrund

Anfallsbeobachtung: Blässe und anschließende Rötung (Hinweis auf Herzstillstand)? Pupillenreaktion? Deviation der Augen zum Boden in beiden Seitenlagen (Hinweis auf psychogene Anfälle)?

Technische Verfahren

Labor: Blutsenkung, Blutbild; Urinstatus. Blutzucker. Kreatinin und Elektrolyte im Serum.

Elektrokardiogramm

Röntgen: Thorax-Aufnahme

Indikationen für gezielte Untersuchungen

Anfälle bei bestimmten Kopfhaltungen	Reproduktionsversuch, Karotissinus-Druckversuch, jeweils unter Ekg-Überwachung
Stenosegeräusche über den Halsarterien, Blutdruckdifferenzen an den Armen	Doppler-Sonographie Oszillographie Angiographie (ggf. DSA) bei ev. operativen Konsequenzen
Verdacht auf kardiale Genese, jedoch kein augenblicklich faßbarer Befund; anhaltend ungeklärte Diagnose	Langzeit-Ekg-Überwachung mit Monitor-, Speicher- oder Telemetrie-Ekg Ergometrie-Ekg
Kollaps – s. S. 169	
Stärkere Übergewichtigkeit	PCO_2 mit Säure-Basen-Status, PO_2, Elektrolyte im Serum
Motorische Phänomene während des Anfalls? keine anderweitig klare Diagnose	EEG, ev. auch Langzeit-EEG Röntgenaufnahme des Schädels CT des Schädels

Liste der Krankheiten und Syndrome

Kardiovaskuläre Störungen

Kardial, ggf. auch in Kombination mit vaskulären Faktoren
Bradykardien: a-v- und s-a-Überleitungsstörungen, Asystolie
Tachykardien: Paroxysmale Tachykardie und Tachyarrhythmie, Salven von Extrasystolen, passageres Kammerflimmern
Aortenklappenstenose, selten andere Vitien, Vorhoftumoren
Akuter Myokardinfarkt

Vaskulär, ggf. auch Kombinationen von organischen und funktionellen Veränderungen
Kollaps – s. S. 169
Hierbei insbes.: Karotissinus-Syndrom, Husten-, Lach- und Miktionssynkopen
Verschlüsse, Stenosen und Kinking der A. carotis und A. vertebralis, einschl. Steal-Syndrome, Kompressionen, Mikroembolien; „Drop attacks"

Zerebral bedingte kurzdauernde Bewußtseinsstörungen

Epilepsien einschl. EPH-Syndrom; generalisierte, fokale und fokal beginnende, sekundär generalisierte Anfallsleiden
Narkolepsie
Pickwick-Syndrom

Unechte Bewußtseinsstörungen

Psychogene Anfälle
Simulation

Grundprogramm

Anamnese

Zum Krankheitsbild, möglichst Fremdanamnese: Hergang? Dauer? Allmählicher oder schneller Eintritt? Aura und andere vorauslaufende und begleitende Erscheinungen: Fieber? Durst, große Urinmenge? Durchfall? Erbrechen? Kopfschmerzen? Husten? Atemnot?

Ursächliche Faktoren: Ist eine Vergiftung möglich? Ggf. Beischaffen von Medikamentenresten, Flaschen und dergl. Einwirkung von Gasen?
Verletzungen, insbes. im Bereich des Schädels? Elektrischer Unfall? Extreme Umgebungstemperaturen?
Vorkrankheiten: insbes. Diabetes, Nierenleiden, Hochdruck, Herz-, Lungen- und Leberkrankheiten? Fieberhafte Erkrankungen? Alkoholismus, Drogenabhängigkeit?
Medikamente: insbes. Insulin, orale Antidiabetika? Krampfmittel? Psychische Erkrankungen, Verhaltensstörungen, Äußerung von Suizidgedanken?

Befund

Inspektion: Verletzungsstellen? Blutungen aus Mund, Nase, Ohr? Atmung: Frequenz, Rhythmus und Tiefe? Geruch nach Azeton, Alkohol, Urin? Fieber?
Hautfarbe: Blässe, Zyanose? Ikterus? Schweiß? Kristalle auf der Gesichtshaut? Blasenbildung an Druckstellen? Erkennbare Stellen von früheren Injektionen?
Hinweise auf chronisches Leberleiden: Spidernaevi, Bauchglatze, Palmarerythem, Dupuytren-Kontrakturen?
Trockenheit der Zunge? Verstreichen der Hautfalten auf Exsikkose prüfen. Ödeme? Halsvenenstauung?

Palpation: Abnorme Resistenzen im Bauch? Lebervergrößerung? Aszites? Gefüllte Blase tastbar? Augenbulbusdruck prüfen.

Kreislaufsystem: Pulsfrequenz, Blutdruck. Perkussion und Auskultation von Herz und Lunge. Zeichen einer Stauungsinsuffizienz?

Zentralnervensystem: Bestimmung der Tiefe der Bewußtseinsstörung (Somnolenz, Sopor, Koma) durch Anruf und Schmerzreize, bzw. der qualitativen Veränderung.
Nackensteifigkeit? Achten auf Spontanbewegungen der Extremitäten. Asymmetrien der Gesichtsmuskulatur? Augenstellung? Pupillenweite und -reaktionsfähigkeit? Prüfen des Muskeltonus, der Eigenreflexe und der pathologischen Reflexe. Atmung: Frequenz, Tiefe, Regelmäßigkeit?

Technische Verfahren

Maßnahmen zur Sicherung der Vitalfunktionen: Blutstillung, Freihalten der Luftwege, venöser Zugang, Blasenkatheter.

Schnellteste sofort: Urin auf Glukose und Eiweiß; falls Glukose positiv dazu auf Azeton. Blutzucker, Harnstoff.

Elektrokardiogramm

Laboruntersuchungen: Sobald praktikabel
Blutzucker, Kreatinin im Serum, Blutbild, Urinstatus, Elektrolyte, Transaminasen

Indikationen für gezielte Untersuchungen

Diagnose nach Anamnese und körperlichem Befund noch nicht eindeutig, Diabetes, schweres Krankheitsbild	Säure-Basen-Status im Blut Elektrolyte (Na, K, Cl, Ca)

Hinweise auf exogene Vergiftung	Magensonde Aufbewahren von Mageninhalt, Urin u.a. für den Fall, daß noch eine Analyse notwendig wird.
Verdacht auf inhalative Vergiftung	CO-Hämoglobinbestimmung
Blutzucker erniedrigt	Probatorische Glukoseinjektion
Ikterus	s. S. 155
Zyanose; pathologischer Herz- und Lungenbefund	Röntgenbild des Thorax Säure-Basen-Status
Exsikkose; Ödeme	Elektrolyte
Spontan abnorm niedrige Körpertemperatur	Myxödemdiagnostik – s. S. 234
Verdacht auf Schilddrüsenerkrankung	s. S. 226
Verdacht auf Schädel-Hirn-Trauma, Herdsymptome	Röntgenaufnahme des Schädels Elektroenzephalographie Computertomographie
Nackensteifigkeit	Nach Ausschluß einer Stauungspapille durch Augenspiegelung Lumbalpunktion
Verdacht auf zerebral-vaskuläre Erkrankung	Herzbefund überprüfen Arterienpulse palpieren, insbes. A. carotis und A. temporalis. Auskultation der Halsarterien

Anhaltende Unklarheit bei Verdacht auf zerebrale Erkrankung, raumfordernder Prozeß nicht auszuschließen	Fachneurologisches Konsil, danach ggf. weitere Diagnostik, Elektroenzephalographie Computertomographie Angiographie

Liste der Krankheiten und Syndrome

Exogene Vergiftungen

Schlaf- und Beruhigungsmittel
Alkohol
Opiate und andere Rauschmittel
Kohlenmonoxyd, Kohlendioxyd
Gifte: u.a. organische Lösungsmittel, Trichloräthylen, Schwefelwasserstoff, Parathion, Belladonna
Entzugserscheinungen bei chronischem Abusus, insbes. von Alkohol, Schlafmittel, Rauschmittel; Cimetidin
Penizillin und Cephalosporine in Überdosis bzw. Normdosis bei Niereninsuffizienz

Allgemeine Erkrankungen mit zerebralen Auswirkungen

Kreislaufstörungen
Kollaps – s. S. 169, einschl. postischämischer Zustände
Herzinsuffizienz, ggf. in Kombination mit anderen Faktoren
Anämie, ggf. in Kombination mit anderen Faktoren

Diabetes mellitus
Ketoazidotisches Koma
Hyperosmolares nichtazidotisches Koma
Laktatazidose, insbes. bei Phenformin- und Buforminbehandlung

Hypoglykämie
Induziert durch: Insulin, orale Antidiabetika, Alkohol
Spontan bei: Inselzellenadenom, Hyperinsulinismus, Dumping-Syn-

drom, renale Glykosurie, Galaktosämie, Fruktoseintoleranz, Nebenniereninsuffizienz, extrapankreatische Tumoren, Hunger, Malabsorption

Urämie

Überwässerungs-Syndrom bei Niereninsuffizienz

Schwangerschaftseklampsie, EPH-Syndrom

Koma hepaticum
Leberzerfall
Leberausfall, insbes. bei Oesophagusvarizenblutung
Pankreatische Enzephalopathie

Hyperkapnie
Dekompensiertes Emphysem
Koma asthmaticum, ev. in Kombination mit Medikamentenwirkung

Paraproteinämisches Koma bei Plasmozytom, M. Waldenström

Infektionskrankheiten, insbes. Sepsis, Typhus abdominalis

Elektrolytstörungen
Hyper- und Hypokalzämie
Hypokaliämie
Hypernatriämisches-hyperosmolares Koma; Salzmangel-Syndrom
Hyponatrie bei Bartter-Syndrom

Endokrine Störungen
Thyreotoxische Krise
Myxoedem
Addison-Krise
Hypophyseninsuffizienz

Physikalische Schädigungen
Unterkühlung
Blitzschlag, elektrisches Trauma
Insolation
Gasembolien, Caisson- und Taucherkrankheit
Fettembolie

Lokale zerebrale Erkrankungen

Gefäßsystem
Enzephalomalazie bei arterieller Thrombose, Stenose, Embolie einschl. Koma vigile bei Basilaristhrombose;
Enzephalorrhagie, einschl. akute Einblutung bei Tumoren
Subarachnoidalblutung
Hirnsinusthrombose
Fettembolien

Trauma
Commotio
Contusio, einschl. Durchgangssyndrome, apallisches Syndrom
Epidurale und subdurale Hämatome

Entzündungen des Gehirns und der Hirnhäute
Meningitiden
Enzephalitiden
Encephalopathia hämorrhagica Wernicke

Raumfordernde Prozesse
Benigne Tumoren
Maligne, primäre und sekundäre Tumoren
Hirnabszeß
Chronisches Subduralhämatom, Pachymeningosis hämorrhagica interna

Krampfleiden, Anfallsserien, Status epilepticus

Unechte Bewußtseinsstörungen
Psychosen; katatone Zustände, akinetischer Mutismus
Parkinsonkrisen; Locked-in-Syndrom
Psychogene Zustände
Simulation

Grundprogramm

Anamnese

Gegenwärtige Beschwerden: Menge des Erbrochenen? Schwarzfärbung des Stuhlgangs in letzter Zeit? Schmerzen im Oberbauch? Sodbrennen? Schluckbeschwerden? Verstärkung von Druckgefühl hinter dem Brustbein im Liegen?

Mögliche Begleiterscheinungen: Allgemeine Schwäche, Schwarzwerden vor den Augen? Appetitlosigkeit, Übelkeit, Aufstoßen? Druck und Völlegefühl im Oberbauch? Vermehrte Blähungen? Gewichtsabnahme?

Ursächliche Faktoren: Durchgemachte Gelbsucht und andere Lebererkrankungen? Andere Baucherkrankungen und Operationen? Gallensteine? Alkoholkonsum und -verträglichkeit?
Medikamente: insbes. Rheumamittel und Hormonpräparate?
Vergiftungen? Verschlucken von Fremdkörpern? Trauma in der Lebergegend? Neigung zu blauen Flecken in der Haut, zu Nasenbluten?

Befund

Inspektion: Ikterus der Haut und Schleimhäute? Blutfülle der Konjunktivalgefäße, allgemeine Blässe? Bräunlich-grüner Kornealring? Pigmentationen der Haut? Teleangiektasien, insbes. an Lippen, Wangen, Händen? Spidernaevi? Hautblutungen? Kneifversuch.
Abnormer Behaarungstyp? Gynäkomastie? Palmarerythem? Uhrglasnägel? Froschbauch, sichtbare Venenzeichnung der Bauchhaut? Geruch der Atemluft?

Palpation und Perkussion: Schmerzhaftigkeiten und Spannung der Bauchdecken? Meteorismus? Aszites? Prüfung der Undulation, Perkussion bei Lagewechsel.

Leber: Größe, Form, Konsistenz? Gallenblase: Tastbarkeit, Druckempfindlichkeit? Milz: Tastbarkeit, Größe, Form, Konsistenz?

Kreislaufstatus: Herzfrequenz und -rhythmus, Blutdruck. Schweißbildung? Akrale Hauttemperatur? Schockzeichen?

Sonstiges: Fingertremor? Schriftprobe. Rektale Tastung, dabei auf die Farbe von Stuhlpartikeln am Handschuh achten.

Technische Verfahren

Labor: Blutbild einschl. Hämatokrit und Thrombozyten.
Urinstatus einschl. Gallenfarbstoffe.
Quicktest, PTT.

Indikationen für gezielte Untersuchungen

Verdacht auf Blutung im Mund-, Nasen- und Rachenraum	HNO-Fachärztliches Konsil
Jedes Erbrechen von mehr als geringfügigen Mengen Blut ohne bereits bekannte und nicht angehbare Blutungsquelle	Notfall-Endoskopie mit Fiberskop mit Vorausblick zur kombinierten Inspektion von Oesophagus, Magen und Duodenum
Falls Endoskopie nicht möglich, Allgemeinzustand noch ausreichend	Röntgen: Magen-Darm-Passage mit Darstellung des Oesophagus
Endoskopie bei der Lokalisation der Blutungsquelle im Magen erfolglos	Blutersatz Chirurgisches Konsil mit der Frage einer Laparotomie
Bei nicht unmittelbar bedrohlichem Zustand	Angiographische Lokalisation möglich, selektive Katheterangiographie mit Beobachtung von Kontrastmittelaustritt.
Verdacht auf Leberkrankheit	Ergänzende Laborteste: GOT, GPT, γ-GT, alkal. Phosphatase, LDH, Bilirubin; Bluteiweißbild, Ammoniak Eisen, Ferritin, Kupfer
Fraglicher Alkoholabusus	Fremdanamnese

Hämorrhagische Diathese – s. S. 120
Aszites – s. S. 34

Liste der Krankheiten und Syndrome

Verschlucktes Blut aus Mund, Nasenrachenraum und Atemwegen

Oesophagus
Oesophagusvarizen
  Leberzirrhose
  Extrahepatische Verschlüsse der V. portae und ihrer Äste
Mallory-Weiß-Syndrom, erosive Oesophagitis
Ulkus
Fremdkörperverletzungen
Tumoren
Arrosionen durch Mediastinaltumoren und Aneurysmen

Magen
Hiatushernie
Ulkus einschl. Streß-Ulkus
Erosive Gastritis einschl. akute solitäre Erosion Dieulafoy
Verätzungen durch Säuren und Laugen
Medikamente: insbes. Phenylbutazon, Acid. acetylosal., Kortikoide
Tumoren
  Karzinome und Sarkome
  Polypen
  Hämangiome
Teleangiektasien bei Morbus Osler

Duodenum
Ulkus
Duodenaldivertikel
Hämobilie nach Lebertrauma
Gallenblasenperforation in das Duodenum
Hämorrhagische Diathesen – s. S. 120

Schwere fieberhafte Allgemeinkrankheiten: Variola, Gelbfieber, Cholera, Malaria

Grundprogramm

Anamnese

Nähere Beschreibung des Symptoms: Menge und Häufigkeit des Blutauswurfs? Im Zweifel differenzieren zwischen Bluthusten und Bluterbrechen: Hustenreiz oder Würgen? Blut flüssig oder geronnen? Beimischung von sonstigem Material, Schaum? Saurer Geschmack und Geruch? Sonstiger Hustenreiz und Auswurf? Menge und Aussehen des Auswurfs? Abhängigkeit von der Körperlage? Frühere Blutungen?

Mögliche Begleiterscheinungen: Fieber? Schluckbeschwerden? Atemnot? Schmerzen bei der Atmung? Neigung zu blauen Flecken in der Haut? Gewichtsabnahme?

Ursächliche Faktoren: Rauchen, jetzt und früher? Staubberuf? Frühere Lungenerkrankungen? Heilstättenbehandlung? Frühere Röntgenbilder der Lungen, auch Schirmbilder, erreichbar?
Vorbestehende Herzleiden? Hoher Blutdruck? Venenerkrankungen? Längere Bettlägerigkeit? Fremdkörperaspiration möglich? Erkrankung des Kehlkopfes, des Rachens und der Nebenhöhlen?

Befund

Inspektion: Zyanose? Anämie? Hautblutungen? Nasenflügelatmen? Dyspnoe? Uhrglasnägel, Trommelschlegelfinger? Teleangiektasien an den Lippen, sonst im Gesicht? Inspektion des Mund- und Rachenraumes? Zeichen einer hämorrhagischen Diathese?

Palpation: Lymphome in den typischen Regionen, insbes. am Hals und axillar?

Lungen: Seitendifferenzen bei der Atmung? Einziehungen? Perkussion und Auskultation.

Kardiologischer Status: Puls und Blutdruck; Herzgröße, Herztöne und -geräusche? Stauungssymptome im kleinen und großen Kreislauf, insbes. Hervortreten der Halsvenen, Leberschwellung?

Schwellungen und venöse Stauung an den Beinen? Lokale Druckempfindlichkeit, insbes. der Waden?

Technische Verfahren

Labor: Blutsenkung, Blutbild, Urinstatus

Röntgen: Thoraxaufnahme und -durchleuchtung

Bakteriologische Untersuchung des Sputums, insbes. auf Tbc

Indikationen für gezielte Untersuchungen

Thoraxaufnahme ergibt

Verdacht auf Tuberkulose	Serie von bakteriologischen Untersuchungen von Sputum und Magensaft, ggf. Kultur und Resistenzbestimmung Röntgen: Tomographie
Verdacht auf Lungeninfarkt, bei wesentlichen therapeutischen Folgerungen	Digitale Subtraktionsangiographie Lungenszintigramm Phlebographie der Bein- und Beckenvenen Ekg mit Kontrollen
Verdacht auf Tumor	Siehe Husten, S. 136

Körperliche Untersuchung und Röntgenaufnahme ohne Befund	HNO-Konsiluntersuchung Bronchoskopie
Anhaltende Zweifel über den Ursprungsort einer Blutung	Endoskopische Untersuchung von Oesophagus, Magen und Duodenum

Liste der Krankheiten und Syndrome

Oral
Trauma, einschl. postoperativ
Zahnfleischblutungen; Glossitis mit Fissuren
Teleangiektasien; Hämangiome
Tumoren
Hämorrhagische Diathese

Nasal
Epistaxis einschl. M. Osler
Tumoren

Pharyngeal
Akute Pharyngitis
Tumoren
Verletzungen, einschl. verschluckte Gräten, Knochen u. a.

Laryngeal
Akute Laryngitis
Papillome
Karzinome

Tracheal
Akute Tracheitis
Tumoren
Varizen

Bronchial

Akute und chronische Bronchitis
Bronchiektasen
Fremdkörper, einschl. Bronchusstumpf-Fadengranulom
Bronchialkarzinom
Bronchialadenom; Bronchialzysten
Einbruch tuberkulöser und anthrakotischer Lymphknoten in einen Bronchus

Pulmonal

Aktive Tuberkulose
Pneumonie, einschl. Grippepneumonie und Ornithose
Lungenabszeß, Lungengangrän, septische pulmonale Aneurysmen
Trauma
Tumormetastasen
Endometriose
Staublunge; Sarkoidose; Wabenlunge; Amyloidose
Mykosen
Parasiten: Askariden, Hydatiden-Zysten, Echinokokkus
Idiopathische Lungenhämosiderose
Hamman-Rich-Syndrom
Goodpasture-Syndrom
Wegenersche Granulomatose

Kardiovaskulär

Linksherzversagen
Chronische Lungenstauung, insbes. Mitralstenose
Lungeninfarkt
Arterio-venöses Lungenaneurysma, andere kongenitale Anomalien
Aortenaneurysma, perforiert
Postinfarkt-Syndrom
Primäre Pulmonalsklerose

Generalisierte Blutungen

Hämorrhagische Diathese s. S. 120
M. Osler mit multiplen Teleangiektasien

Grundprogramm

Anamnese

Gegenwärtige Beschwerden: Rotes Blut sichtbar oder schwarzer teerartiger Stuhl? Menge des beobachteten Blutes? Aufgetropft oder mit dem Stuhl gemischt? Schleimbeimengungen? Schmerzen bei der Stuhlentleerung? Stuhldrang? Unbemerkter Stuhlabgang? Blähungen? Durchfälle, Verstopfung?

Mögliche Begleiterscheinungen: Fieber? Schmerzen, im Zusammenhang mit Mahlzeiten, nüchtern, unregelmäßig, lageabhängig? Sodbrennen? Schluckbeschwerden? Übelkeit, Erbrechen? Unverträglichkeit von Speisen? Gewichtsabnahme? Kollapszustände?

Ursächliche Faktoren: Frühere Baucherkrankungen? Gelbsucht? Alkoholkonsum? Rauchen? Medikamente, insbes. Antirheumatika, Antikoagulantien? Hautblutungen, Nasenbluten? Herzleiden? Lungentuberkulose? Zyklusabhängigkeit der Blutabgänge?

Befund

Allgemeine Inspektion: Hautblässe? Hautblutungen? Ikterus? Spidernaevi, Palmarerythem, Geldscheinhaut, vermehrtes bräunliches Pigment? Teleangiektasien, insbes. an den Lippen? Periorale Pigmentflecken?

Abdomen: Bauchglatze? Aszites? Meteorismus? Darmsteifungen?
Palpation: Resistenzen und Druckschmerzhaftigkeiten im Bauch?
Leber und Milz: Größe, Form und Konsistenz? Lymphome?
Auskultation: Darmgeräusche? Gefäßgeräusche über den Beckenarterien?

Sonstiges: Fieber? Blutdruck, Pulsfrequenz.
Anale Inspektion, rektale Palpation.

Technische Verfahren

Labor: Blutbild mit Hämatokrit; Urinstatus mit Gallenfarbstoffen.
GOT, GPT, γ-GT
Quicktest, PTT, Thrombozyten

Sonographie des Abdomens

Indikationen für gezielte Untersuchungen

Im Zweifel, ob dunkler Stuhl wirklich durch Hämoglobin bedingt ist	Laborchemischer Nachweis von Blut
Rotes Blut im Stuhl, keine Infektionskrankheit anzunehmen	Rektoskopie bzw. Proktoskopie Gastroskopie Koloskopie; falls nicht praktikabel: Röntgenkontrasteinlauf
Desgleichen, bisher kein pathologischer Befund	Röntgen-Darmpassage
Teerstuhl	Endoskopie von Oesophagus, Magen und Duodenum Falls nicht praktikabel: Röntgendarstellung Darmpassage
Okkultes Blut positiv	Endoskopie von Oesophagus Magen und Duodenum Koloskopie; falls nicht praktikabel: Röntgenkontrasteinlauf
Anhaltend ungeklärte chronische Blutungen	Angiographie mit selektiver Darstellung und Beobachtung von Kontrastmittelaustritten

Liste der Krankheiten und Syndrome

Teerstuhl, einschl. okkulte Blutung

Aus dem Nasen-Rachen-Raum und dem Respirationstrakt stammendes und verschlucktes oder als Nahrungsmittel aufgenommenes Blut

Oesophagus
Varizen
Karzinom
Oesophagitis, Ulkus
Arrosionen durch Tumoren und Aneurysmen

Magen
Hiatushernie
Mallory-Weiß-Syndrom
Ulcus ventriculi einschl. Ulcus Dieulafoy
Karzinom und andere maligne Tumoren
Erosive Gastritis, Verätzungen, einschl. Medikamentenfolgen (Phenylbutazon, Salizylate, Kortikoide)
Polyposis, einschl. Peutz-Jeghers-Syndrom
Teleangiektasien, Morbus Osler, Hämangiome
Nahtinsuffizienz nach Operationen

Duodenum
Ulcus duodeni
Karzinom, Metastasen
Polypen, Antrumprolaps
Divertikel
Hämobilie: Trauma, blutendes Neoplasma, Leberabszeß, Arrosion einer Portalvene durch Gallenfistel

Jejunum
Ulcus pepticum jejuni
Maligne und benigne Tumoren, Metastasen

Vorgetäuschter Teerstuhl durch Eisenpräparate, dunkle Nahrungsmittelreste

Rotes Blut im Stuhl

Bisher genannte Leiden bei größerer Menge und beschleunigter Passage

Dünndarm
Infektionen, insbes. Typhus abdominalis, Shigellose, Amöbiasis
Enteritis necroticans; Enteritis regionalis
Mesenterialarterienthrombose und -embolie
Mesenterialvenenthrombose
Periarteriitis nodosa
Bauchtrauma
Dünndarmtumoren; Angiodysplasien
Strangulation und Invagination
Meckelsches Divertikel

Dickdarm
Infektionen, insbes. Shigellosen, Amöbiasis
Darmtuberkulose
Colitis ulcerosa
Hämorrhagische Enterokolitis; ischämische nichtgangränöse Kolitis
Kolon-Karzinom
Polypose einschl. Peutz-Jeghers-Syndrom
Divertikulitis
Endometriose
Invagination
Aneurysma-Perforation, Ruptur einer Gefäßprothese

Enddarm
Hämorrhoiden
Karzinom, primär und infiltrativ gewachsen
Polyposis
Verletzungen, Fissuren
Tuberkulöses Ulkus; Aktinomykose
Solitärulkus; Fisteln; M. Crohn; Strahlenulkus
Analprolaps
Bilharziose

Generalisierte Störungen
Hämorrhagische Diathese, insbes. Purpura Schönlein-Henoch – s. S. 120

Grundprogramm

Anamnese

Gegenwärtige Beschwerden: Schmerzen: beim Wasserlassen? In der Nierengegend? Kolikartig? Anhaltend? Ausstrahlung in die Blase und Genitalien? Urinmenge? Wie oft wird Urin gelassen, am Tage, in der Nacht?

Mögliche Begleiterscheinungen: Schwellungen: an den Beinen? Im Gesicht? Gewicht, jetzt und früher? Kopfschmerzen? Sehstörungen? Schwindel? Atemnot? Übelkeit, Erbrechen? Gelenkschmerzen?

Ursächliche Faktoren: In der letzten Zeit durchgemachte Infekte? Angina? Frühere Blasen- und Nierenkrankheiten? Blasenkatheter? Unfälle und Verletzungen? Allgemeine Blutungsneigung? Diabetes mellitus? Gicht? Bluthochdruck? Tuberkulose? Medikamente: insbes. Kopfschmerzmittel, Antikoagulantien? In der Familie: Nierenkrankheiten? Hochdruck?

Befund

Inspektion: Abnorme Atemtiefe und -frequenz? Foetor ex ore? Hautfarbe: Blässe? Gelblichgrauer Farbton? Bräunliche Pigmentationen im Gesicht? Hautblutungen? Prüfen des Hautturgors auf Exsikkose oder Ödeme. Hinweise auf chronische Tonsillitis?

Abdomen: Palpation: Nieren tastbar? Gefüllte Blase tastbar? Leber und Milz: Größe, Form und Konsistenz. Lokale Schmerzhaftigkeiten? Schlagschmerz in den Nierenlagern? Rektale Palpation. Veränderungen am orificium urethrae?

Kardiologischer Status zum Ausschluß eines Vitiums bzw. einer Endokarditis.

Allgemein: Körpergewicht. Temperatur.

Technische Verfahren

Sonographie: Stauungen? Steinreflexe? Verkalkte Papillen? Nierengröße u. -form?

Labor: Urinstatus (Teststreifen-Kombination); falls nicht schon Makrohämaturie Addis-Count. Ggf. Differenzieren zwischen Erythrozyturie und Hämoglobinurie durch Zentrifugieren.
Blutbild mit Hämatokrit. Quicktest, PTT. Kreatinin und Harnstoff im Serum; Blutzucker.

Röntgen: Thorax-Aufnahme

Elektrokardiogramm

Indikationen für gezielte Untersuchungen

Verdacht auf lokalisierte Erkrankung der ableitenden Harnwege, Nachweis einer obstruktiven Uropathie, Fragestellung eines operativen Eingriffs	Konsil mit Urologen mit der Frage einer Übernahme in Fachbehandlung
Schmerzen, unklare Krankheitsbilder; intermittierende Erythrozyturie	Urographie, ggf. mit Tomographie Ggf. gynäkologisches Konsil
Leukozyturie	Bakteriologische Kultur von Mittelstrahlurin
Harnwegsinfektion zweifelhaft	Urinkultur nach Blasenpunktion
Erythro- und Leukozyturie ohne Bakteriurie	Ziehl-Neelsen-Färbung Kultur auf Tbc., im Zweifel Tierversuch

Akutes Fieber mit Ikterus	Transaminasen Nackensteifigkeit überprüfen Agglutinations-Lysis-Test, KBR auf Leptospirose
Herzklappenfehler, längerdauerndes ungeklärtes Fieber	Blutkulturen
Anhaltendes Fieber, ev. Polyglobulie, anhaltend ungeklärtes Krankheitsbild, auch bei nicht als pathologisch befundetem Urogramm	Nierenangiographie, je nach Möglichkeit: digitale Subtraktionsangiographie, Nephrangiotomographie
Verdacht auf Nierentumor bei unklarem Sonogramm	Computertomographie
Nierentumor anzunehmen	Metastasen ausschließen: Röntgen: Thorax in 2 Ebenen Knochenszintigraphie Lymphographie
Verdacht auf Nierenparenchymerkrankung	Serumeiweiß, Elektrophorese
Kreatinin zwischen 1,0 und 1,4 mg% („Blinder Bereich“)	Falls Klärung erforderlich: Konzentrationsversuch mit Messung der Osmolarität Von der Mitarbeit des Pat. unabhängig: β_2-Mikroglobulin im Plasma
Sonderfragestellungen	Clearance, z. B. mit ^{51}Cr-EDTA
Blutdruckerhöhung	Augenhintergrund Antistreptolysin-Titer

Glukosurie, Blutzucker erhöht	Blutzucker-Tagesprofil Glukose-Ausscheidung/24 Std Im Zweifel oraler Glukose-Toleranztest
Abdominalschmerzen	α – Amylase – s. S. 1
Nierensteinleiden bekannt	Ggf. Steinanalyse Harnsäure, Kalzium, Phosphor im Serum Alkalische Phosphatase Quantitative Ausscheidung von Ca und P im Urin
Hyperkalzämie	Röntgenaufnahmen des Skeletts
Hörstörungen	HNO-Konsiluntersuchung Familienanamnese auf Nierenkrankheiten überprüfen

Hämorrhagische Diathese – s. S. 120

Unklares Krankheitsbild mit Beteiligung mehrerer Organe	LE-Zellen, Antihumanglobulin Kollagenosen ausschließen
Isolierte Erythrozyturie, Minimal-change-Glomerulonephritis anzunehmen	In der Regel keine Indikation zur Nierenbiopsie, nur bei bes. sozialmedizinischen Konsequenzen
Weitgehender Verdacht auf Glomerulonephritis (Erythrozyturie + Proteinurie + geringgradige Leukozyturie)	Nierenbiopsie zur histologischen Sicherung, falls Entscheid zur Kortisontherapie ansteht und/oder prognostische Beurteilung wichtig ist

Liste der Krankheiten und Syndrome

Hämoglobinurie, siehe Hämolytische Anämie – s. S. 17

Erythrozyturie

Harnröhre
Trauma, Fremdkörper, Katheterverletzungen
Urethritis
Tumoren

Prostata
Karzinom
Prostatitis

Blase
Hämorrhagische Zystitis, einschl. Zytostatika-Folgen
Plötzliche Dekompression bei Überdehnung
Blasensteine, Fremdkörper; Blasenverletzungen
Karzinom, andere maligne Tumoren
Papillom, Angiom
Blasentuberkulose
Divertikel
Blasenvarikose in der Gravidität; Endometriose
Bilharziose

Ureteren
Steine
Tumoren
Trauma, einschl. Katheterverletzungen

Nierenbecken
Steine
Nierentrauma
Maligne Tumoren
Benigne Tumoren

Nierenparenchym
Glomerulonephritiden: akute, subaktue und chronische Verlaufsformen, histologische Untertypen
Herdnephritis, insbes. bei Sepsis und bakterieller Endokarditis
Leptospirosen
Goodpasture-Syndrom
Wegenersche Granulomatose
Kollagenosen: Periarteriitis nodosa, Lupus Erythematodes
M. Schönlein-Henoch
Hereditäre chronische Nephritis (Alport-Syndrom)
Chronische interstitielle Nephritis, insbes. bei Phenazetinabusus
Pyelonephritis mit obstruktiver Uropathie
Pyelonephritis ohne Obstruktion, insbes. bei Diabetes mellitus
Papillenspitzennekrose bei Diabetes oder Phenazetinniere
Nierenabszeß
Nierentrauma
Hypernephroides Karzinom
Arteriosklerose, maligne Hypertonie
Niereninfarkt, Aneurysma dissecans
Nierenvenenthrombose
Nierentuberkulose
Pankreatitis
Zystennieren
Stauungsnieren bei Herzinsuffizienz
Intoxikationen
Hydatiden

Hämorrhagische Diathese – s. S. 120

Blutbeimischung im Urin bei vaginalen Blutungen

Vorgetäuschte Hämaturie durch andere Verfärbungen:
Porphyrie, Myoglobinurie, Alkaptonurie
Beeturie, nach Genuß von roten Beeten (Rahnen, Randen)

Grundprogramm

Anamnese

Gegenwärtige Beschwerden: Gefühl des Herzaussetzens oder Stolperns? Kollaps oder Schwindelzustände?

Mögliche Begleiterscheinungen: Ist die körperliche Leistungsfähigkeit erhalten oder sogar besonders gut? Falls überhaupt Beschwerden bestehen: Brustschmerzen, spontan, nach Belastung? Schmerzen anfallsweise, wie lange jeweils, anhaltend? Atemnot, in Ruhe und nach Belastung? Kopfschmerzen? Erbrechen? Kältegefühl? Obstipationsneigung?

Ursächliche Faktoren: Wird ein Ausdauersport betrieben oder eine schwere körperliche Arbeit ausgeübt? Frühere Herz- und Kreislauferkrankungen? Infektionskrankheiten? Gelenkbeschwerden? Nierenleiden? Frühere Strumaoperationen oder andere Schilddrüsenerkrankungen?
Medikamente, insbes. Digitalispräparate? Betablocker?

Befund

Allgemein: Ernährungs- und Kräftezustand? Akrale Hauttemperatur? Dicke, Trockenheit und Rauhigkeit der Haut? Gedunsenheit des Gesichtes? Haarausfall? Ikterus?

Kardiologischer Status: Zyanose? Dyspnoe? Atemfrequenz? Pulsfrequenz und -rhythmus unter Vergleich mit der Herzaktion. Änderung der Frequenz bei Belastung? Halsvenenstauung? Abweichung des Jugularvenenpulses vom Herzrhythmus? Orientierende Perkussion von Herzgröße und -form. Spitzenstoß tastbar, hebend, verbreitert? Auskultation: Herzgeräusche, Vorhofstöne? Änderungen der Lautstärke des 1. Herztons, Kanonenschlagphänomen?

Stauungssymptome: Stauungskatarrh der Lungen, Leberschwellung, Ödeme, Pleuraerguß?

Neurologischer Übersichtsstatus, insbes. Prüfung auf Nackensteifigkeit.

Technische Verfahren

Elektrokardiogramm

Röntgen: Thoraxaufnahme

Indikationen für gezielte Untersuchungen

Brustschmerzen – s. S. 70
Herzinsuffizienz – s. S. 128
Kollaps – s. S. 169
Kopfschmerzen – s. S. 175
Erbrechen – s. S. 97
Ikterus – s. S. 155
Myxoedemverdacht – s. S. 234

Digitalis-Medikation	Probatorische Pause; Kalium und Kreatinin i. S. Digoxin- bzw. Digitoxinspiegel
Infekte in letzter Zeit	Antistreptolysin-Titer
Anhaltend ungeklärte Bradykardie	Belastungs-Ekg mit Überwachung Atropintest Langzeit-Speicher-Ekg Schilddrüsendiagnostik – s. S. 226

Liste der Krankheiten und Syndrome

Sinusbradykardie

Physiologisch
Schlaf
Karotisdruck
Ausdauertraining
Konstitutionell

Pathologisch
Unterernährung
Hypothermie
Myxoedem
Bradykarde Kollapsformen
Postinfektiös
Sick-sinus-Syndrom (Sinusknotensyndrom)
Hirndruck
Ikterus
Medikation und Intoxikation, insbes. Digitalis, Betablocker

Atrioventrikulärer Block

Angeboren
Mit Vitien: Ventrikelseptumdefekt, Transpositionen
Ohne Vitium

Erworben
Koronarinsuffizienz einschl. Infarkt und Infarktnarben
Toxisch: insbes. Digitalis
Myokarditis, insbes. bei akutem rheumatischem Fieber, Diphtherie
Myokardiopathien
Essentielle Degeneration der Leitungsbahn (?)

Sinu-atrialer Block

Koronarinsuffizienz
Toxisch: insbes. Digitalis, Antiarrhythmika
Myokarditis
Myokardiopathien

Bradyarrhythmie bei Vorhofflimmern

Koronarinsuffizienz
Toxisch: insbes. Digitalis
Myokarditis
Myokardiopathien

Grundprogramm

Anamnese

Gegenwärtige Beschwerden: Abhängigkeit der Schmerzen von Belastung: beim Bergaufgehen, Treppensteigen, Lastentragen, Gehen bei Kälte, gegen den Wind, nach Mahlzeiten? Dauer der Schmerzen nach Ende der Belastung? Auftreten der Schmerzen in Ruhe, im Bett, im Augenblick des Hinlegens? Abhängigkeit von Aufregungen? Ausstrahlungen in den Hals, in den Unterkiefer, in den Rücken, in den Arm und in die Hand, in den Bauch? Umschriebener Schmerz? Beengendes Ringgefühl? Angst? Wirksamkeit von Nitropräparaten? Schmerzen während der Nahrungsaufnahme? Schluckbeschwerden? Sodbrennen? Abhängigkeit von der Körperlage mit Besserung beim Aufstehen? Schmerzen bei tiefer Atmung, beim Husten?

Mögliche Begleiterscheinungen: Fieber? Kollaps und Schwindelzustände? Atemnot? Hustenreiz und Auswurf? Kribbeln in den Händen und um den Mund? Brechreiz, Stuhldrang?

Ursächliche Faktoren: Frühere Herzkrankheiten? Blutdruck? Durchgemachte Lungenerkrankungen? Ergebnis früherer Röntgenaufnahmen von Lungen und Herz? Unfall und Verletzungen in letzter Zeit? Früher durchgemachte Lues? Todesfälle und Herzkrankheiten in der Umgebung? Schmerz und Schwellung in einem Bein, frühere Venenleiden?

Befund

Allgemein: Zyanose? Anämie? Dyspnoe, Atemfrequenz? Fieber? Hauttemperatur an den Akren? Schweiß, insbes. an der Stirn?

Brustkorb: Seitengleiche Atmung? Rippendruckschmerz? Hyperästhesien? Hauteffloreszenzen, insbes. Herpes zoster?

Kardiologischer Status: Pulsfrequenz, Herzrhythmus; Blutdruck. Orientierende Perkussion von Herzgröße und -form. Spitzenstoß verlagert, hebend, verbreitert? Herztöne und -geräusche. Reiben? Vorhoftöne? Stauungssymptome?

Pulstastung an den typischen Stellen des Halses, der Arme und Beine im Vergleich, Auskultation über den großen Stämmen.
Venöse Stauung in einem Bein?

Lunge: Perkussion der Grenzen: Verschieblichkeit? Dämpfungen? Auskultation: Rasselgeräusche? Reiben? Bronchialatmen? Aufgehobenes Atemgeräusch über einer Lungenseite? Schmerzhemmung des Inspiriums?

Beweglichkeit der Wirbelsäule und großen Gelenke?

Technische Verfahren

Labor: Blutsenkung, Blutbild, Urinstatus

Elektrokardiogramm

Röntgen: Thorax-Aufnahme

Indikationen für gezielte Untersuchungen

Beschwerdebild und/oder Ekg verdächtig auf Myokardinfarkt	Fermente CK und GOT mit Verlaufskontrollen Bei 3–7 Tage zurückliegendem Ereignis HBDH und LDH
Beschwerdebild auf Myokardinfarkt verdächtig, Ekg negativ	Fermentkontrollen s.o. Ekg-Kontrollen, ggf. mit Ergänzungen durch dorsale, höhere und tiefere Brustwandableitungen
Beschwerdebild und/oder Ekg verdächtig auf Myokardinfarkt, CK nicht verwertbar	GOT und GPT-Kontrollen, CK-MB Ultraschallechokardiographie Im Zweifel: Technetium-Szintigraphie
Beschwerdebild und/oder Ekg verdächtig auf Myokardinfarkt, CK normal	Häufige Auskultationskontrollen auf Perikardreiben Ekg-Verlaufskontrollen Ultraschallechokardiographie Im Zweifel, im späteren Verlauf: Thallium-Szintigraphie
Typische stabile Angina pectoris, Ekg nicht eindeutig, instabile Formen und zur Klärung atypischer Beschwerden	Ekg mit definierten Belastungsstufen (Ergometer oder Kletterstufen), unter Monitorkontrolle Falls Belastung nicht praktikabel: ev. Vorhofsstimulation Röntgendurchleuchtung: Koronararterienverkalkungen? Im Zweifel: Thallium-Szintigraphie

Frage einer Indikation zu koronarer Bypassoperation oder Angioplastie	Koronarographie mit Ventrikulographie

Herzinsuffizienz – s. S. 128

Perikarditis ohne evidente Ursache	KBR auf Coxsackie-Infektion mit Kontrollen nach 2 und 4 Wochen Ultraschallechokardiographie
Perikarderguß	Ultraschallechokardiographie Probepunktion
Pulsdifferenzen an den Armen, zwischen Armen und Beinen, Kollapserscheinungen, neu aufgetretene Aorteninsuffizienz	Aneurysma dissecans erwägen: Röntgenbild der Aorta überprüfen Ultraschallechokardiographie Sonographie des Abdomens Im Zweifel: CT Aortographie

Pleuritis und Pleuraerguß – s. S. 215

Knochenveränderungen – s. S. 164

Verdacht auf Erkrankung von Oesophagus und Magen	Endoskopie Ersatzweise: Röntgen des Oesophagus und Magens
Fieberhafte Erkrankung mit heftigen Muskelschmerzen	Blutausstrich auf Eosinophilie KBR auf Coxsackie-Infektion mit Kontrollen (s. o.)

Liste der Krankheiten und Syndrome

Herz

Myokardinfarkt, einschl. Postmyokardinfarkt-Syndrom
Koronare Herzkrankheit einschl. Prinzmetal-Angina, ggf. im Zusammenwirken mit Hypertonie, Klappenfehlern, Myokardiopathien, Cor pulmonale, Rhythmusstörungen
Syndrom X (Syndrom pektanginöser Beschwerden bei normalem Koronarogramm)
Myokarditis
Perikarditis
Contusio cordis

Pleura

Pleuritis aller Art, insbes.: Pneumonie, Infarkt, Tuberkulose, Tumoren
Pneumothorax, traumatisch und spontan, einschl. Hämatopneumothorax

Mediastinalraum

Mediastinitis; Mediastinalemphysem

Oesophagus
Hiatushernie
Refluxoesophagitis und andere Oesophagitiden
Ulkus
Tumoren
Divertikel
Achalasie (Kardiospasmus)

Aorta
Aneurysma dissecans
Aortitis und Aneurysma verum

Thoraxwand

Knochen
Trauma, insbes. Frakturen, auch Spontanfrakturen, Hustenfrakturen
Tumoren, einschl. leukämische Infiltrate
Osteomyelitis; Chondritis nach Salmonellosen
Osteoporose; Osteomalazie; primärer und sekundärer Hyperparathyreoidismus
Morbus Paget
Tietze-Syndrom; Costochondrodynie

Muskel und Haut
Lokal entzündliche Prozesse; Aktinomykose
Myalgien; Muskelkater
Dermatomyositis
Trichinose

Nervensystem
Herpes zoster (auch vor Eruption des Exanthems!)
Coxsackie-Infektion
Radikuläre Nervenschäden: Tumoren, M. Bechterew
Herzneurose, Phobie; Depressives Syndrom

Gefäßsystem
Thorakale Phlebitis, Mondorsche Krankheit

Abdomen

Subphrenische Abszesse
Ausstrahlungen und reflektorische Zonen bei Ulkus, Cholelithiasis, Pankreatitis
Roemheld-Syndrom

Grundprogramm

Anamnese

Gegenwärtige Beschwerden: Zahl und Menge der Entleerungen? Breiige, flüssige Form? Blut und Schleim im Stuhl? Schmerzen im After?

Mögliche Begleiterscheinungen: Fieber? Bauchschmerzen? Kopfschmerzen? Appetitlosigkeit, Übelkeit, Erbrechen? Gewichtsverlust?

Ursächliche Faktoren: Umgebungserkrankungen? Besondere Nahrungsmittel, Gaststättenbesuch? Auslandsaufenthalt?
Medikamente, insbes. Abführmittel, Schlankheitsmittel, Antibiotika, Digitalis?
Frühere Erkrankungen, insbes. Nierenleiden, Herzklappenfehler?

Befund

Allgemein: Fieber? Benommenheit? Trockenheit von Haut und Schleimhäuten? Aktuelles Körpergewicht. Exantheme?
Pulsfrequenz, Blutdruck. Anhalt für Klappenfehler, absolute Arrhythmie?

Lokalbefund des Abdomens: Meteorismus? Druckschmerz, Abwehrspannung? Darmgeräusche? Gefäßgeräusche?

Rektale Palpation: Lokale Schmerzen? Beschaffenheit von Stuhlpartikeln am Handschuh?

Technische Verfahren

Labor: Urinstatus; Blutbild mit Hämatokrit; Blutzucker und Kreatinin im Serum.

Indikationen für gezielte Untersuchungen

Verdacht auf stärkeren Wasserverlust	Elektrolyte im Serum Säure-Basen-Status
Fieber	Bakteriologische Stuhlkultur
Benommenheit, Roseolenexanthem, anhaltendes Fieber	Blutkultur, insbes. Blut in Galle Agglutination (Gruber-Widal)
Tropenaufenthalt	Amöben-Untersuchung in frischem Material
Medikamente	Auslaßversuch
Verdacht auf exogene Vergiftung	Arsennachweis in Haaren und Nägeln Quecksilbernachweis in Urin und Blut

Liste der Krankheiten und Syndrome

Infektionen
Salmonellosen: Typhus, Paratyphus, Gastroenteritiden
Shigellosen; Yersiniosis enterocolitica
Cholera
Dyspepsie-Koli-Enteritis
Staphylokokken-Enteritis
Sog. Nahrungsmittelvergiftung (verschiedenartiges Keimwachstum), einschl. sog. Touristen-Enteritis, bakterielle Toxine
Virusinfekte
Parasiten: Amöben, Balantidien, Lamblien, Bilharzien; Askariden; Trichinose; Malaria tropica

Sekundär entzündlich
Appendizitis; Douglasabszeß
Pseudomembranöse Enterokolitis

Medikamentös
Abführmittel, Schlankheitsmittel, Galle-Kombinations-Therapeutika
Breitband-Antibiotika
Nebenwirkungen: Digitalis, Colchizin, Zytostatika, Methysergidmaleat

Toxisch
Exogen: Arsen, Quecksilber, Pilze
Endogen: Urämische Enterokolitis
Graft-versus-host-Krankheit bei Immunsuppression und Bluttransfusion

Ischämisch
Mesenterialarterieninfarkt
Ischämische Kolitis

Funktionell: Angstdiarrhoe

Grundprogramm

Anamnese

Gegenwärtige Beschwerden: Zahl und Beschaffenheit der Stuhlentleerungen? Menge, Farbe und Geruch? Beimischung von Blut und Schleim? Leibschmerzen, ggf. in Abhängigkeit von Mahlzeiten? Blähungen, Darmkollern? Schmerzen im After, Stuhldrang? Unwillkürlicher Stuhlabgang? Fisteln am After? Besserung durch Nahrungskarenz?

Mögliche Begleiterscheinungen: Übelkeit, Brechreiz? Auffallender Mundgeruch? Anfälle von Röte, Hitze und Brennen im Gesicht und am Oberkörper? Gewichtsabnahme? Wachstumsstörung im Kindesalter? Allgemeine Mattigkeit, Muskelschwäche? Apathie? Zungenbrennen? Schluckstörungen? Nagelbrüchigkeit? Abnorm leicht auftretende Hautblutungen? Herzunregelmäßigkeiten? Atemnot? Krampfzustände der Hände, Kribbeln um den Mund, an den Gliedmaßenenden? Rückenschmerzen, sonstige Knochenschmerzen? Durchgemachte Knochenbrüche? Menstruationsstörungen? Wasseransammlungen an den Füßen, im Gesicht? Durst? Nachtblindheit?

Ursächliche Faktoren: Eßgewohnheiten? Besondere Nahrungsmittel als Auslöser? Verträglichkeit von Milch und Milchprodukten? Abführmittel, Galle- und Entfettungsmittel? Medikamente: insbes. Reserpin, Guanethidin, Biguanide, Antibiotika? Drogengebrauch? Alkoholkonsum? Durchgemachte Baucherkrankungen? Magen- und Darmoperationen? Magengeschwüre? Tropenaufenthalt? Familiäre Erkrankungen?

Befund

Allgemein: Gewicht? Körpergröße messen und mit früheren Werten vergleichen. Fieber? Trockenheit von Haut und Schleimhäuten? Ödeme? Blässe von Haut und Schleimhäuten? Blutungen bzw. alte Blutpigmentablagerungen? Andere Pigmentstörungen? Haar- und Nagelwachstumsstörungen? Druckempfindlichkeit von Knochen, insbes. der Rippen? Lymphome? Muskelschwund? Tachykardie?

Abdomen: Meteorismus? Aszites? Darmsteifungen? Druckschmerzhaftigkeiten? Resistenzen? Leber und Milz: Größe, Form und Konsistenz? Darmgeräusche? Gefäßgeräusche über der Aorta und den Beckenarterien?

Neurologischer Übersichtsstatus

Anale Inspektion, insbes. auf Fisteln, Venenerweiterungen.

Rektale Palpation

Technische Verfahren

Labor: Blutsenkung, Blutbild, Urinstatus, Blutzucker, Kreatinin. Elektrolyte im Serum einschl. Kalzium. Eisen im Serum.
Lipide: Cholesterin, Neutralfett. Gesamteiweiß im Serum und Elektrophorese. Quicktest.
Stuhl: Makroskopische Inspektion. Mikroskopische Untersuchung auf Muskelfasern, Sudanfärbung auf Fett (grobe Orientierung), Schnelltest auf Blut (Hämoccult).

Rektoskopie, ggf. mit Biopsie

Sonographie des Abdomens

Röntgen: Thorax-Aufnahme. Darm-Passage.

D-Xylose-Test

Indikationen für gezielte Untersuchungen

Temperaturen, Blut und Schleim im Stuhl	Bakteriologische Stuhluntersuchung zum Ausschluß
Tropenaufenthalt	Mikroskopische Untersuchung einer körperwarmen Stuhlprobe auf Amöben
Verdacht auf Erkrankung des Magens und Duodenums	Endoskopie, ggf. mit Biopsie
Zustand nach Magenresektion	Ausschluß einer trotzdem erhaltenen Säureproduktion
Ulkus im Magen und Duodenum, insbes. atypische, multiple und therapieresistente	Quantitative Magensekretionsanalyse
Abnorm hohe basale Säuresekretion, Verdacht auf Zollinger-Ellison-Syndrom	Bestimmung des Serumgastrins ggf. unter Sekretinbelastung
Frühere Teerstühle und Blutungen, Anämie	Stuhl wiederholt auf okkultes Blut untersuchen
Hypochrome Anämie, Serumeisen erniedrigt	Eisenresorptionsversuch
Hyperchrome Anämie	Schilling-Test

Verdacht auf lokalisierte Kolonerkrankung	Fiber-Koloskopie, falls nicht möglich: Röntgen-Kolon-Kontrasteinlauf
Verdacht auf Pankreaserkrankung (exkretorische Insuffizienz)	Falls Sonographiebefund unsicher: Computertomographie Röntgenaufnahmen der Pankreasregion auf Verkalkungen überprüfen Oraler Glukose-Toleranz-Test Stuhlgewicht pro Tag Pankreolauryltest ERCP
Erhöhtes Stuhlgewicht > 300 (200) g pro Tag, erniedrigte D-Xylose-Ausscheidung beim Test	Quantitative Bestimmung des Stuhlfetts Glutenauslaßversuch Oraler Laktose-Toleranztest Dünndarmbiopsie mit PAS-Färbung
Unbefriedigende Klärung des Krankheitsbildes bei anhaltendem Verdacht auf Malabsorption	Überweisung in ein spezielles gastroenterologisches Zentrum zu weiterführender Diagnostik
Verdacht auf Amyloid	Rektumbiopsie
Unklare Diarrhoen unter Medikamenten	Auslaßversuch
Durchfälle mit Blut	s. S. 55
Hypalbuminämie hervortretend oder anhaltend	Messung der enteralen Eiweißausscheidung mit ^{51}Cr-Albumin oder ^{131}J-Polyvinyl-Pyrrolidon-Test

Erhöhter enteraler Eiweißverlust, Verdacht auf Lebererkrankung, sonst ungeklärte abdominale Resistenzen	Laparoskopie

Verdacht auf Hyperthyreose – s. S. 231

Diabetes mellitus	Neurologische Untersuchung auf Zeichen einer Polyneuropathie
Anhaltende Hypokaliämie, stark wäßrige Durchfälle	Quantitative Magensekretionsanalyse Gastroskopie mit Schleimhautbiopsie Suche nach einem Pankreasadenom (Verner-Morrison-Syndrom)
Flush-Anfälle, Verdacht auf Karzinoid-Syndrom	5-HIES im 24 Std Urin (unter Vermeidung von Obst, insbes. Bananen)
Verdacht auf abdominelle Gefäßstenose, sonst anhaltend ungeklärter Tumorverdacht	Viszerale Angiographie

Liste der Krankheiten und Syndrome

Entzündungen
Enteritis regionalis (Morbus Crohn)
Colitis ulcerosa
Darmtuberkulose einschl. Ileozökaltuberkulose
Chronische Amöbenruhr; Protozoen; Würmer
Proktosigmoiditis
Divertikulitis
Periarteriitis nodosa

Tumoren
Karzinome des Ileums, Kolons, Sigma und Rektums; Sarkome
Polypose; villöse Adenome
Leukämie
Lymphgranulomatose

Maldigestion
Magen: ausgedehnte Resektionen, Magenkarzinom, atrophische Gastritis
Pankreas: exkretorische Pankreasinsuffizienz
Galle: Gallensäureverlust-Syndrom bei Ileum-Ausfällen und blinder Schlinge

Malabsorption
Primäres Sprue-Syndrom
- Idiopathische Steatorrhoe (glutenbedingte Enteropathie)
- Tropische Sprue

Sekundäre Sprue-Syndrome
- Mechanische und quantitative Beeinträchtigungen des Dünndarms
  - Ausgedehnte Dünndarmresektionen
  - Gastrokolische und enterokolische Fisteln
  - Blinde Schlinge
  - Strikturen einschl. Strahlenschäden
  - Mesenteriale Ischämie

Lymphbahnobstruktion
  Tumoren verschiedener Arten
  Mesenteriallymphknotentuberkulose
  Morbus Whipple
Sonstige Formen
  Amyloidose
  Heavy-chain-disease
  Exsudative Enteropathie
  Pellagra
  Pneumatosis cystoides intestini

Endokrine Störungen
Hyperthyreose
Nebenniereninsuffizienz
Hypoparathyreoidismus
Pankreasinselzellenadenom
Karzinoid-Syndrom; intestinale Mastozytose
Verner-Morrison-Syndrom
Zollinger-Ellison-Syndrom

Allergien: gegen verschiedene Nahrungsmittel

Zuckerintoleranzen
Laktasemangel, erworben und kongenital (Milchintoleranz)
Kongenitale Galaktosämie; hereditäre Fruktoseintoleranz

Neurogene Störungen
Neurogen-organisch: Diabetische Neuropathie, Tabes dorsalis
Neurogen-funktionell: Irritables Kolon, nervöse Diarrhoe
Postvagotomie-Syndrom

Toxisch

Endogen: Urämie
Exogen: insbes. chronische Schwermetallvergiftungen (Arsen, Thallium)

Medikamente
Antibiotika, Antihypertensiva, Antazida

Heimlicher Laxantienabusus

Grundprogramm

Anamnese

Gegenwärtige Beschwerden: Menge der täglichen Flüssigkeitsaufnahme? Urinmenge? Häufigkeit der Blasenentleerung, tags und nachts?

Mögliche Begleiterscheinungen: Allgemeine Muskelschwäche? Müdigkeit? Kollapsneigung? Atemnot? Fieber? Anschwellung an den Knöcheln und sonst im Körper?

Ursächliche Faktoren: Wasserverluste durch Erbrechen, Durchfall, Schwitzen? Blutungen, Teerstühle? Akute Bauchbeschwerden? Herz- und Lungenleiden? Frühere Nierenkrankheiten?
Medikamente, insbes. Kopfschmerzmittel? Diuretika, Laxantien?
Gewohnheiten der Kochsalzzufuhr? Alkoholkonsum?
Mundtrockenheit durch Clonidin?

Befund

Inspektion: Eingesunkenes Gesicht? Ikterus? Blässe? Feuchtigkeit der Zunge, der Schleimhäute? Hauttemperatur, Fieber, Schweißbildung? Ödem, inbes. in den abhängigen Körperregionen und im Gesicht? Beobachtung des Verstreichens einer abgehobenen Hautfalte. Foetor ex ore?

Kreislaufstatus: Blutdruck, Pulsfrequenz und Rhythmus.
Symptome einer Stauungsinsuffizienz im großen und kleinen Kreislauf?

Abdomen: Lokale Schmerzhaftigkeiten? Abwehrspannung? Darmgeräusche? Nierenschlagschmerz? Gefüllte Blase tastbar? Aszites? Bauchglatze? Prüfen der Muskelkraft. Knochenschmerzen?

Technische Verfahren

Labor: Blutbild einschl. Hämatokrit. Urinstatus. Blutzucker. Kreatinin, Natrium, Kalium, Chlor und Kalzium im Serum.

Indikationen für gezielte Untersuchungen

Glukose im Urin und/oder Blutzucker erhöht	Blutzuckertagesprofil Glukoseausscheidung/24 Std Azetonkörper Im Zweifel: Oraler Glukose-Toleranztest mit 100 g Glukose
Exsikkose bei Azetonämien, Erbrechen, Durchfall Hypokaliämie	Säure-Basen-Status Überprüfen der Anamnese auf Laxantien- und Diuretikagebrauch Bestimmung der Natrium und Kaliumausscheidung im Urin

Hypokaliämie und Hypertonie – s. S. 146
Herzinsuffizienz – s. S. 128

Blutverlust	Kollaps/Schock – s. S. 169 Anämie – s. S. 17
Verdacht auf Diabetes insipidus	Messung der Urinausscheidung/24 Std und des spezifischen Gewichts oder der Osmolarität der Einzelportionen Tägliche Kontrolle des Körpergewichts Durstversuch nur unter enger Kontrolle Schädelaufnahme in 2 Ebenen, insbes. der Sella Probatorische Behandlung mit Vasopressin

Verdacht auf Glomerulonephritis	Antistreptolysin-Titer Rachenabstrich

Liste der Krankheiten und Syndrome

Ungenügende Wasseraufnahme: durch Mangel, Schluckstörung, Antriebsstörung, Hilflosigkeit

Wasser – und Elektrolytverluste

Verstärkte Diurese
- Diabetes mellitus, renale Glukosurie
- Diabetes insipidus
  - Hypothalamisch-hypophysär: Tumoren, Trauma- und Operationsfolgen, idiopathisch
  - Renale Formen
- Diuretika und osmotische Diuresen

Sekretverluste
- Erbrechen, Durchfall, Schweiß mit und ohne Fieber
- Anorexia nervosa
- Verbrennungen
- Sekretableitung durch Fistel und Dränage, Aszitespunktion

Verlagerung von Körperwasser

Akute Ödemeinlagerungen, insbes. bei Herzinsuffizienz
Sekretverlagerung in den „dritten Raum" bei Ileus, Peritonitis

Blutverluste, innere und äußere

Mineralstörungen

Erhöhte Kochsalzaufnahme
Hypokaliämie: Erbrechen, Diarrhoe, villöses Adenom des Kolons; M. Cushing, primärer Aldosteronismus; renale tubuläre Azidose
Pseudo-Bartter-Syndrom bei Laxantien- und Diuretika-Abusus
Hyperkalzämie, einschl. Vit. D und AT 10-Intoxikation, Hyperparathyreoidismus

Niereninsuffizienz, bei chronischen Nierenleiden, polyurische Phase nach akutem Nierenversagen; multiples Myelom, Nierenvenenthrombose; bilaterale Nebennierennekrose

Chronischer Alkoholismus („Alkoholbrand")

Intoxikationen: Belladonna, Phosphor, Quecksilber, Arsen, Opiate, Botulismus

Grundprogramm

Anamnese

Gegenwärtige Beschwerden: Dauer und Entwicklung der Erscheinungen chronisch seit Jahren, akut seit Stunden oder Tagen? Atemnot anfallsweise, anstrengungsabhängig, lageabhängig?

Mögliche Begleiterscheinungen: Husten? Auswurf: Menge und Art, schleimig, eitrig, blutig? Brustschmerzen, insbes. abhängig von der Atmung? Fieber? Schwitzen? Gewichtsverlust? Wasseransammlungen? Urinausscheidung? Nächtliches Wasserlassen? Krampf und Kribbeln um den Mund, in Händen und Füßen?

Ursächliche Faktoren: Auslösende Umgebungsbedingungen: Blüte, Heu, Tiere, andere Staubarten? Anfälle bei Aufregungen? Beruf, insbes. solcher mit Staubeinwirkung? Atemnotanfälle nur an einem bestimmten Ort, nach besonderen Nahrungsmitteln? Rauchen: Art und Menge, jetzt und früher? Inhalation von Gasen? Verschlucken von Fremdkörpern? Verletzungen? Blutverluste?
Frühere Lungenkrankheiten, Rippenfellentzündungen? Heilstättenaufenthalt, Pneumothoraxbehandlung? Resultat von Schirmbilduntersuchungen? Umgebungserkrankungen? Nebenhöhlen- und Kehlkopferkrankungen? Operationen?
Frühere Herz- und Kreislauferkrankungen: Hochdruck? Angina pectoris und Infarkt? Herzklappenfehler? Venenentzündungen? Schmerzen und Anschwellung in den Beinen?
Nierenkrankheiten? Diabetes?
Medikamente: insbes. Herzmittel, Appetitzügler?

Befund

Allgemein: Zahl der Atemzüge pro Minute? Atemtiefe? Periodisches Schwanken der Atmung? Orthopnoe? Nasenflügelatmung? In- und

exspiratorischer Stridor? Hörbares Giemen, Brodeln bei der Atmung? Geruch der Atemluft: Azeton, urinös? Hustenreiz bei tiefer Einatmung? Zyanose der Lippen und Akren? Blässe? Abnorm starke Blutfülle der Bindehautgefäße? Körpergewicht?
Unruhe, Benommenheit? Fieber?
Uhrglasnägel, Trommelschlegelfinger? Zigarettenbräunung der Finger?

Thoraxinspektion: Wirbelsäulendeformitäten? Erhöhter Tiefendurchmesser des Brustkorbes? Ausreichende und seitengleiche Atemexkursionen? Einziehungen von Zwischenrippenräumen? Normale Auswärtsbewegung des Bauches bei Inspiration? Thoraxumfangsdifferenz zwischen Ein- und Ausatmung schätzen ggf. messen.

Lungen: Perkussion: Seitendifferenzen? Grenzen an normaler Stelle und verschieblich? Dämpfungen? Schachtelton?
Auskultation: Atemgeräusch: Charakter, Lautheit absolut und im Seitenvergleich. Nebengeräusche: Trockene, feuchte, klingend, nichtklingend?
Schätzung der Kraft des Atemstoßes bzw. Streichholztest.

Kardiologischer Status: Pulsfrequenz und -rhythmus, Blutdruck. Herzspitzenstoß: Lage und Charakter? Epigastrische Pulsationen? Herzgröße und -form? Herztöne: Spaltungen, Extratöne? Geräusche? Lautstärke und Charakter des 2. Herztons im 2. ICR.? Stauungszeichen: Halsvenen im Sitzen sichtbar? Pulsationen der Halsvenen? Füllung der Halsvenen bei Druck auf die Leber? Schätzung der Höhe über der Herzebene, in der Handvenen beim Erheben leerlaufen. Leberschwellung? Ggf. Höhe der Leberdämpfung in der MCL in cm messen. Ödeme an Extremitäten und präsakral? Pleuraerguß, Aszites?

Phlebologischer Status: Umfangs- und Farbdifferenzen an den Beinen? Varikose? Seitendifferenz der Venenfüllung über der Schienbeinkante? Konsistenzvermehrung der subfaszialen Räume? Empfindliche Stränge in der Wade und am Oberschenkel? Ulkusbildung, Atrophien und Pigmentationen?

Sonstiges: Abdomen: Meteorismus? Aszites? Druckschmerzhaftigkeiten, Resistenzen?
Lymphome an den typischen Stellen, insbes. axillar und supraclavikular?

Technische Verfahren

Labor: Blutsenkung, Blutbild, Urinstatus, Blutzucker, Kreatinin.

Röntgen: Thorax-Aufnahme in 2 Ebenen

Elektrokardiogramm

Indikationen für gezielte Untersuchungen

Verdacht auf Krankheitsprozeß im Larynx- und Trachealbereich	HNO-Fachuntersuchung
Stridoröse Atmung, venöse Stauung der oberen Körperhälfte	Röntgen: Durchleuchtung mit Oesophagusdarstellung, Zielaufnahmen Tomographie, ev. CT Bronchoskopie
Einziehungen des oberen Abdomens bei der Inspiration	Röntgen: Durchleuchtung mit Beobachtung der Zwerchfellbeweglichkeit
Struma – s. S. 226	
Chronischer eitriger Auswurf	Bakteriologische Untersuchung einschl. auf Tuberkulose
Verdacht auf pulmonale Infiltrate	Röntgen: Durchleuchtung, seitliche Aufnahmen, Zielaufnahmen, ggf. Tomographie

Chronische Lungenkrankheiten: zur Klärung hinsichtlich therapeutischer Konsequenzen, zur Beurteilung der Prognose, der Arbeitsfähigkeit, eines Operationsrisikos	P O_2, P CO_2 mit Säure-Basen-Status Spirographie mit Messung des maximalen Atemvolumens (Vitalkapazität), des Atemstoßes (Tiffeneautest), ggf. ergänzt durch Messung nach Broncholyse
Verdacht auf allergisches Asthma bronchiale	Ausführliche Allergenanamnese Probatorische Allergenausschaltung
Rezidivierendes Asthma bronchiale insbes. im Alter unter 50 J.	Überweisung in ein pulmologisches Zentrum zur: Allergen-Hauttestung Inhalative Provokationstestung zur Allergenidentifikation, z. B. mittels Body-Plethysmographie IGE und RAST
Verdacht auf Bronchialtumor, Fremdkörper, Bronchialtbc	Tomographie, ev. CT Bronchoskopie, ggf. mit Probeexzision und histologischer Untersuchung; bakteriologische und zytologische Untersuchung abgesaugten Materials
Verdacht auf Mediastinaltumor	s. S. 188 Lymphome
Pleuraerguß – s. S. 215	
Verdacht auf Bronchiektasen	Bronchographie
Verdacht auf Lungenembolie	Lungenszintigraphie, ev. DSA Phlebographie

Verdacht auf chronisches Cor pulmonale bei therapeutischen Konsequenzen	Einschwemmkatheter ev. mit Ergometrie

Herzinsuffizienz – s. S. 128

Verdacht auf Diffusionsstörung, ungeklärte arterielle Hypoxämie Ungeklärte Lungenfibrose	Abklärung in einem pulmologischen Zentrum

Auffallend frühzeitiges Emphysem	Familiäre Häufung? Serumkonzentration von α_1-Antitrypsin (in einem entspr. Zentrum)

Liste der Krankheiten und Syndrome

Ventilatorisch bedingte Dyspnoe

Obstruktionen

Stenosen der oberen Luftwege
- Entzündungen, insbes. im Larynxbereich, Glottisödem
- Tumoren, intraluminär und kompressiv; Struma
- Fremdkörper
- Narben; Tracheomalazie
- Doppelseitige Rekurrenslähmung
- Laryngospasmus

Stenosen der großen Bronchien
- Tumoren, intraluminär und kompressiv
- Fremdkörper, einschl. fehlerhafter Einführung eines Tubus in einen Hauptbronchus
- Narben
- Bronchialkollaps

Stenosen der Bronchiolen und kleineren Bronchien
- Asthma bronchiale
- Bronchitis, akute und chronische, einschl. Bronchiolitis, Byssinose
- Obstruktives Emphysem

Restriktionen

Ausfall von Atemfläche
- Infiltrationen, insbes. Pneumonien, einschl. Tuberkulose und toxische Exsudate wie bei Chlorgas
- Atelektasen
- Tumoren, maligne und benigne
- Resektionen
- Staublungen, insbes. Silikose
- Fibrosen: Morbus Boeck, Sklerodermie, Strahlenfibrose, Hamman-Rich-Syndrom; Asbest, Nitrofurantoin, Paraquatvergiftung
- Allergische Alveolitiden
- Wabenlunge

Störungen der Atemmechanik
- Neurogen: Poliomyelitis, Polyradikulitis, Halsmarkprozesse, Phrenikusschädigung; Alkylphosphat-Vergiftung
- Knöcherner Thorax: Trauma der Rippen, Thoraxstarre einschl. M. Bechterew, Kyphoskoliose
- Muskulär: Muskelatrophien, Myasthenie, Tetanus, Bornholm-Krankheit

Raumfordernde extrapulmonale intrathorakale Prozesse
- Pleuraerguß – s. S. 215
- Pleuraschwarte
- Pneumothorax
- Tumoren
- Zwerchfellhernie, Relaxatio diaphragmatica

Raumfordernde abdominelle Prozesse
- Aszites
- Adipositas, Meteorismus
- Pneumoperitoneum
- Peritonitis und subphrenische Abszesse
- Gravidität, Riesenkystome; andere Tumoren

Zirkulatorisch bedingte Dyspnoe
Insuffizienz des linken Ventrikels - s. S. 128
Chronisches Cor pulmonale - s. S. 128
Akutes Cor pulmonale
  Lungenarterienembolie und -infarkt
  Fettembolie
  Gasembolie

Extrathorakal bedingte Dyspnoe
Störungen des Sauerstofftransportes
  Sauerstoffmangel der Atemluft, Höhenhypoxie
  Anämien - s. S. 17
  Kohlenoxyd-Hämoglobin, Methämoglobin
Störungen der Regulation
  Azidosen
    Coma und Praecoma diabeticum
    Niereninsuffizienz
    Laktat-Azidose
    Intoxikationen mit Methylalkohol, Salizylsäure
  Steigerung des Sauerstoffbedarfes
    Fieber
    Thyreotoxikose
  Zerebrale Erkrankungen
    Traumatische Schäden
    Raumfordernde Prozesse
    Entzündungen
    Durchblutungsstörungen
Psychoneurosen, einschl Hyperventilations-Syndrom

Grundprogramm

Anamnese

Gegenwärtige Beschwerden: Erbrechen nach bestimmten Speisen und Gerüchen, in besonderen Situationen? Zu bestimmten Tageszeiten, insbes. morgens? In bestimmten Körperhaltungen? Erleichterung durch das Erbrechen? Menge und Aussehen des Erbrochenen? Speisereste, insbes. von früheren Tagen? Blut, kaffeesatzartiges Material? Galliges Aussehen? Geschmack und Geruch? Anhaltende Appetitlosigkeit?

Mögliche Begleiterscheinungen: Schluckstörungen? Schmerzen im Bauchraum, insbes. in der Magengegend, im Zusammenhang mit dem Essen? Fieber? Gewichtsabnahme? Schwindel, Sehstörungen? Durchfälle, Verstopfung? Durst? Juckreiz?

Ursächliche Faktoren: Allgemeinerkrankung, Infektion? Sonstige Schmerzen im Körper, insbes. im Kopf, im Brustraum, in der Nierengegend? Störung der Harnentleerung? Frühere Nierenkrankheiten? Gravidität? Traumen? Bestrahlungen? Gelbsucht? Gallensteine? Rauchen? Alkoholkonsum? Frühere Operationen? Medikamente, insbes. Digitalis? Umgang mit giftigen Substanzen? Umgebungserkrankungen?

Befund

Allgemein: Feuchtigkeit der Mundschleimhaut? Zungenbelag? Atemgeruch nach Azeton, Urin, Leber? Ikterus? Körpertemperatur? Pulsfrequenz, Blutdruck? Kachexie? Anämie? Vertiefte Atmung? Stehenbleibende Hautfalten?

Abdomen: Asymmetrien, Darmsteifungen? Plätschern bei Erschüttern der Bauchwand? Abwehrspannung der Bauchdecken, Druckschmerzhaftigkeiten? Resistenzen, insbes. in der Magenregion? Vergrößerung von Leber und Milz? Tastbarkeit der Blase? Nierenklopfschmerz? Auskultation der Darmgeräusche.

Neurologischer Übersichtsstatus: Nackensteifigkeit? Fingertremor? Muskelzuckungen? Tasten des Augendruckes.

Technische Verfahren

Labor: Blutsenkung, Blutbild mit Hämatokrit. Blutzucker, Kreatinin im Serum. Urinstatus einschl. Azeton. Elektrolyte. Quicktest, PTT.

Elektrokardiogramm

Indikationen für gezielte Untersuchungen

Erbrechen von alten Speisen, Tastbarkeit eines stark gefüllten Magens	Entleerung und Spülung des Magens mit einem dicken Schlauch
Akute Schmerzen im Abdomen, Abwehrspannung, sichtbare und/oder hörbare Hyperperistaltik.	Röntgenübersichtsaufnahme im Stehen, insbes. auf Spiegelbildung und Luftsicheln unter dem Zwerchfell Chirurgisches Konsil
Akute Schmerzen im Oberbauch	α-Amylase im Blut und Urin Neutralfett im Serum, auf Trübung des Plasmas achten Transaminasen Sonographie des Abdomens

Schluckstörungen	Röntgenbreipassage des Oesophagus Oesophagoskopie
Verdacht auf Magenerkrankung	Endoskopie mit Fiberskop
Längerdauernde Schmerzen im Abdomen	Ultraschall-Sonographie s. S. 9
Ikterus – s. S. 155	
Diarrhoe – s. S. 76 Obstipation – s. S. 205	
Nierenklopfschmerz	Urinkontrolle, ggf. quantitatives Sediment, Urinkultur Sonographie Im Zweifel: Urographie
Kreatinin i. S. erhöht	Sonographie Abflußhindernis ausschließen
Länger anhaltendes Erbrechen	Elektrolytkontrollen Säure-Basen-Status
Mögliche Gravidität, unklare abdominelle Beschwerden bei Frauen	Gynäkologisches Konsil
Herzschmerz, pathologische Kreislaufbefunde	Elektrokardiogramm Röntgen: Thoraxaufnahme Transaminasen, CK
Kopfschmerzen – s. S. 175 Schwindel – s. S. 236	

Blutzucker erhöht; Azeton pos.	Säure-Basen-Status Elektrolytkontrollen Suche nach einem ev. auslösenden Infekt oder Myokardinfarkt
Digitalis-Medikation	Probatorische Pause Kalium im Serum Im Zweifel: Digoxin- bzw. Digitoxinspiegel
Intoxikationsverdacht	Erbrochenes Material aufbewahren bis zur Entscheidung, ob eine Analyse erforderlich ist

Liste der Krankheiten und Syndrome

Funktionelle Störungen

Psychisch-emotional
Geruchsreize, Rachenreize

Intestinal

Oesophagus
Oesophagus-Karzinom
Kompressionen
Strikturen, Divertikel

Kardia
Hiatushernie
Achalasie

Magen
Gastritis, einschl. alkoholische Gastritis
Begleitgastritis bei Ulkus, Tumor u. a.

Akute Magenatonie, insbes. nach Vagotomie
Gastroparese bei Diabetes mellitus

Pylorus
Benigne Narbenstenose; Pylorospasmus
Maligne Tumorstenose

Duodenum
Obstruktive Tumoren
Arteriomesenterialer Duodenalverschluß

Dünndarm und Dickdarm
Obstruktionen – s. S. 1, 9 und 205
Wurmkrankheiten

Abdominal

Leber, Galle
Hepatitis und andere Leberparenchymerkrankungen
Cholelithiasis
Cholezystitis, Cholangitis

Pankreas
Akute Pankreasnekrose
Pankreastumoren
Chronische Pankreatitis

Peritoneum und Mesenterium
Peritonitis aller Art, insbes. Appendizitis – s. S. 1
Mesenterialembolie und -thrombose
Akute mechanische Reizung, z. B. Tiefschlag

Harntrakt: insbes. Urolithiasis

Uterus und Adnexe: siehe Fachbücher der Gynäkologie, insbes. Stieldrehungen, Tubenruptur

Kardiopulmonal

Akuter Myokardinfarkt

Lungenarterienembolie; akutes Kreislaufversagen
Stauungsgastritis

Zerebrospinal

Entzündlich: Meningitiden, Enzephalitiden
Vaskulär: Enzephalomalazie und -rhagie, Sinusthrombose
Subarachnoidalblutung
Traumatisch: Commotio, Contusio; Schmerzschock
Morbus Menière
Migräne; Glaukom
Intrakranielle Raumbeengung aller Art
Tabische Krisen
Kinetosen
Psychoneurotisches Erbrechen
Anorexia nervosa

Toxisch

Endogen

Gravidität einschl. EPH-Gestose
Niereninsuffizienz
Akute Leberdystrophie
Diabetisches Koma
Laktatazidose, insbes. bei Niereninsuffizienz
Hyperkalzämie
Thyreotoxische Krise; Addison-Krise
Azetonämisches Erbrechen
Tumorkrankheiten; Bestrahlungsfolgen
Hitzekollaps

Exogen

Medikamente, insbes. Digitalis, Phenylbutazon, Salizylate, Narkotika
Gifte, einschl. Alkohol

Infektiös

Gastrointestinale Infekte
Bakterielle Toxine in Nahrungsmitteln
Allgemeine Infekte, u. a. Keuchhusten

Grundprogramm

Anamnese

Gegenwärtige Beschwerden: Wie lange besteht das Fieber? Welche Meßwerte in Ruhe und nach alltäglicher Belastung?
Verlauf über den Tag? Fieberperioden? Schüttelfrost? Schweißausbrüche? Nachtschweiß?

Mögliche Begleiterscheinungen: Kopfschmerzen? Gelenkschmerzen? Schmerzen und andere Beschwerden beim Wasserlassen, in der Dammgegend? Sonstige Schmerzen? Durchfälle? Husten? Appetitlosigkeit? Körpergewichtsabnahme? Veränderungen der Urinfarbe? Zungenbrennen? Nagelbrüchigkeit? Schluckbeschwerden? Hautausschläge? Atemnot? (Lymph)-Knotenbildungen?

Ursächliche Faktoren: Kontakt mit Infektionskrankheiten? Auslandsaufenthalt? Besondere Berufs- und Lebensbedingungen? Tätigkeit in der Landwirtschaft? Andere Tierkontakte? Eiterungen an der Haut und sonst? Zahnextraktionen? Verletzungen? Blutungen? Frühere Gelbsucht oder andere Leberkrankheiten?
Bekannte Herz- und Kreislaufkrankheiten: insbes. Herzklappenfehler? Früherer Gelenkrheumatismus? Durchgemachter Herzinfarkt? Frühere Lungenleiden? Heilstättenaufenthalt, Überwachung durch Gesundheitsamt? Resultat von Röntgenaufnahmen der Lunge, auch Schirmbildern?
Alkoholkonsum? Medikamenteneinnahme?
Fremdkörperimplantationen wie Schrittmacher, Endoprothesen u.a.?

Befund

Inspektion: Exantheme, insbes. Mikroembolien und Roseolen? Ikterus? Anämie? Örtliche Eiterungen, Lymphangitiden? Dyspnoe? Nasenflügelatmen? Intakte Schleimhäute? Operationsnarben?

Palpation: sorgfältiges Absuchen aller Lymphknotenregionen. Palpation und Perkussion der Milz in Rücken- und Seitenlage. Thoraxkompressionsschmerz? Resistenzen im Abdomen? Verdickung und Schmerzhaftigkeit der A. temporalis? Rektale Palpation; Achten auf ano-rektale Fisteln. Palpation der Hoden und Nebenhoden.

Perkussion und Auskultation von Lungen und Herz: insbes. Ausschluß von Herzgeräuschen, auch in verschiedenen Körperlagen, vor allem eines leisen diastolischen Aortengeräusches.

Neurologischer Übersichtsstatus, insbes. Ausschluß einer Nackensteifigkeit.

Technische Verfahren

Temperatur rektal oder oral, mindestens 3 Messungen pro Tag. Im Zweifel auch 3-stündliche Messungen.

Labor: Blutsenkung, Blutbild mit Ausstrich. Urinstatus. Transaminasen. Serumeiweiß und Elektrophorese.

Blutkultur, aerob und anaerob, mehrfach

Röntgen: Thorax-Aufnahme.

Elektrokardiogramm

Sonographie des Abdomens

Indikationen für gezielte Untersuchungen

Kontakt mit Tbc-Kranken und/ oder sonstiger Verdacht auf Tbc	Sputum bakteriologisch, ggf. Magensaft Tuberkulin-Intrakutantestung: Tubergen- oder Tinetest, auch Mendel-Mantoux
Herzgeräusche, Milztumor oder Mikroembolien, Verdacht auf Sepsis bzw. bakterielle Endokarditis	Blutkultur, aerob und anaerob, mindestens sechsmal UKG zum Ausschluß von Klappenvegetationen Phono- u. Mechanokardiographie
Roseolen, auffallende Benommenheit oder Apathie	Blutkultur normal und in Galle Agglutination (Widal-TPE) Stuhl und Urin bakteriologisch auf Salmonellen
Tierkontakte	Agglutination bzw. Komplementbindungsreaktion auf Brucellosen, Leptospirosen, Ornithose, Q-Fieber, Mykoplasmen Immunoglobulin-Fluoreszenz-Test und KBR auf Toxoplasmose
Aufenthalt in den Tropen und in Mittelmeerländern	Blutausstrich auf Malaria (Färbung nach Giemsa)
Urinsediment pathologisch	Kultur von Mittelstrahlurin, falls zweifelhaft positiv, nach Blasenpunktion
Leukozyturie bei steriler Urinkultur	Kulturen auf Mykobakterium Tbc

Druckschmerz der Prostata	Urinkultur. Abstrich falls Exprimat zu gewinnen
Fieber anhaltend unter Antibiotika	Medikation absetzen; falls kein Abfall nach entspr. Frist Blutkulturen wiederholen
Anhaltendes Fieber, kein Hinweis auf Infektion	Erweitertes Laborspektrum: Alkalische Phosphatase, ggf. saure Phosphatase, γ-GT, LDH, HBDH, Amylase, Kalzium i.S. Eisen i.S. und Ferritin Alphafetoprotein, CEA Blutbild mit Ausstrich und Thrombozyten Antinukleäre und antimitochondriale Antikörper Antistreptolysin-Titer und Rheumafaktor In-vitro-Schilddrüsendiagnostik s.S. 226 Abdominelle Computertomographie Knochenszintigraphie
Polyneuropathie	Muskelbiopsie (Periarteriitis nodosa?)
Ulzeröse Veränderungen im Nasen-Rachenraum	Probeexzision
Bei Frauen	Gynäkologische Untersuchung

Anämie – s.S. 17
Diarrhoe – s.S. 76

Lymphome – s. S. 188
Schilddrüsensymptome – s. S. 226

Fieber anhaltend unklar, Verdacht auf Psychopathie	Temperaturmessungen überprüfen lassen

Liste der Krankheiten und Syndrome

Tuberkulose: in der Lunge, in anderen Organen, Lymphknoten; Miliartbc.

Andere infektiöse und bakterielle Erkrankungen
Sepsis, einschl bakterielle Endokarditis, Urosepsis
Typhus abdominalis, Salmonellosen, Brucellosen, Leptospirosen
Malaria, Fleckfieber, Q-Fieber, Toxoplasmose, Trichinose, Kala-Azar
Virusinfektionen; Mykoplasma-Pneumonie
Verborgene Eiterungen und Abszesse
  Leberabszeß, Gallenblasenempyem
  Prostatitis, Harnwegsinfektionen, paranephritischer Abszeß
  Pyosalpinx
Bakteriämien bei Leberzirrhose
Erworbenes Immundefekt-Syndrom (AIDS)

Kollagenosen, allergisch-hyperergische Erkrankungen und Autoimmunprozesse
Rheumatische Karditis
Periarteriitis nodosa
Lupus erythematodes viszeralis; Pseudo-LE-Syndrom
Dermatomyositis, Wegenersche Granulomatose, progressive Sklerodermie, Sharp-Syndrom, hyperergische Angiitis, Arteriitis temporalis, weitere noch nicht einzuordnende Autoimmunprozesse
M. Boeck; M. Crohn
Progressiv chronische Polyarthritis

Endokarditis fibroplastica eosinophilica
Febris periodica hyperergica (Wissler-Syndrom)
Postmyokardinfarkt-Syndrom (Dressler-Syndrom)
Drug-Fieber
Nitrofurantoin-Lunge
Allergische Alveolitis: Farmer-, Vogel-, Pilzzüchterlunge; Byssinose

Resorptionsfieber
Infarktnekrosen: Myokard, Lunge, Milz u. a. Extremitätengangrän
Hämatome; intestinale Blutungen; hämolytische Krisen

Tumoren
insbes.: Hypernephrom, Pankreasschwanztumor, Bronchial-Karzinom, Metastasierungen; Leukämien; Lymphogranulomatose

Sonstiges
Hyperthyreose; Hyperparathyreoidismus; Phäochromzytom
Eisenmangelanämien; perniziöse Anämie
Thrombosen und Thrombophlebitiden
Mittelmeerfieber; periodisches Fieber

Vegetative Dystonie (subfebril)

Simulation: Thermometermanipulation, Pyrogeninjektion

Grundprogramm

Anamnese

Gegenwärtige Beschwerden: Beginn akut oder allmählich? Schmerzen in Ruhe, nach Belastung? Schmerzlinderung durch Aufrichten oder Aufstehen?

Mögliche Begleiterscheinungen: Anschwellung? Verfärbung? Kältegefühl? Störung der Bewegung, der Empfindung? Fieber?

Ursächliche Faktoren: Vorbestehendes intermittierendes Hinken? Rauchen, jetzt und früher? Örtliche Verletzungen? Erfrierung? Bekannter Herzklappenfehler? Früheres Gelenkrheuma? Hochdruck? Schmerzanfälle in der Brust? Unregelmäßiger Herzschlag? Frühere Venenentzündungen, chronische Venenstauung?
Diabetes mellitus? Periphere Nervenkrankheiten?
Familiäres Vorkommen von Durchblutungsstörungen, Herzinfarkt, Diabetes?

Befund

Angiologischer Status
Inspektion: Trockene Mumifikation oder Eiterung? Fistelbildung? Farbdifferenzen, Stasebezirke? Ödeme? Venenfüllung im Liegen und Stehen? Varikose? Atrophien und Pigmentationen der Haut? Nagelwachstumsstörungen? Interdigitalmykose, Geruch? Xanthome der Haut und Sehnen? Xanthelasmen?
Palpation: Arterienpulse an allen typischen Stellen. Hautwärme absolut und im Seitenvergleich. Vermehrte subfasziale Konsistenz?
Auskultation der großen Arterienstämme, insbes. im Becken, am Oberschenkel, am Hals und Schultergürtel.
Lagerungsprobe: Beobachtung der Abblassung nach Hochlagerung der Beine bzw. Arme und Bewegung, der reaktiven Hyperämie und Venenfüllung bei der nachfolgenden Tieflagerung.

Kardiologischer Status: insbes. Herzfrequenz und -rhythmus, Blutdruck an beiden Armen. Herz: Größe, Form, Geräusche?

Neurologischer Übersichtsstatus: insbes. Beinreflexe, Sensibilität der Unterschenkel und Füße, Prüfung der Vibrationsempfindung.

Technische Verfahren

Labor: Blutsenkung, Blutbild, Urinstatus; Kreatinin; Cholesterin und Neutralfett im Serum; Blutzucker nüchtern und nach Belastung.

Elektrokardiogramm

Röntgen: Thorax-Aufnahme

Oszillogramm

Indikationen für gezielte Untersuchungen

Typische Pulse nicht tastbar	Aufsuchen mit Ultraschall-Doppler-Gerät Messung des systolischen Druckes hinter einem Arterienverschluß mit Blutdruckmanschette und Doppler-Gerät
Oszillogramm nicht eindeutig	Belastungsoszillographie: Kniebeugen bei Verdacht auf Beckenarterienstenosen Zehenstandsübungen bei weiter distal vermuteten Prozessen
Entscheidung über Gefäßoperation und andere Indikationen zur exakten Klärung	Angiographie
Akrale Defekte bei unverdächtigen größeren Arterien	Thrombozytenzahl Kälteagglutinine Kryoglobuline
Malum perforans, Fisteln	Röntgenaufnahme der Knochen
Herzgeräusch	Thoraxdurchleuchtung: Herzfiguranalyse mit Oesophagusdarstellung und Beobachtung von ev. Klappenverkalkungen UKG: Vitien? Thromben?
Störung der Reflexe und der Sensibilität	Elektromyographie

Liste der Krankheiten und Syndrome

Durchblutungsstörungen

Arteriell

Obliterierende und stenosierende Arteriosklerose, Endangiitis obl.
Embolien, aus dem Herzen und proximalen Arterien, insbes. Aneurysmen, Arterienverletzungen, intraarterielle Injektionen
Kompressionen, insbes. auch der A.poplitea, einschl. Dekubitus, Ergotismus

Kleine Arterien, Arteriolen und Kapillaren

Thrombozytosen, Sichelzellen
Kälteagglutinine
Kryoglobuline

Venös

Phlegmasia caerulea
Ulcus cruris – s. S. 248

Entzündungen

Unspezifische bakterielle Infektion, in der Regel in Kombination mit Durchblutungsstörungen
Pilzinfektion, desgl.
Karbunkel, Gasbrand, Milzbrand

Neuratrophien, häufig in Kombination mit Durchblutungsstörungen und Infektion

Tabes dorsalis, Syringomyelie
Polyneuropathie, insbes. bei Diabetes mellitus, Alkoholismus
Lepra

Traumen

Mechanisch einschl. „Tennisferse", „Black heel", Dekubitus
Thermisch, Hitze und Kälte, insbes. auch in Kombination mit Durchblutungsstörungen
Chemisch
Elektrisch

Maligne Tumoren, zerfallend

Grundprogramm

Anamnese

Gegenwärtige Beschwerden: Schmerzen und/oder Steifigkeit in Ruhe, am Morgen oder erst nach Belastung? Beschwerden in einem einzelnen Gelenk oder in mehreren, wechselnd oder gleichbleibend? Anfallsweise? Frühere passagere Gelenkschmerzen? Schwellungen, Röte und Hitze? Große oder kleine Gelenke betroffen? Bei Befall der Fingergelenke: Grund- bzw. Mittelgelenke oder Endgelenke? Schmerzen bei Bewegung oder Druck? Fersenschmerzen? Freie Beweglichkeit beim Bücken und Drehen der Wirbelsäule?

Mögliche Begleiterscheinungen: Fieber? Müdigkeit, Abgeschlagenheit? Kopfschmerzen? Übelkeit, Appetitlosigkeit, Gewichtsabnahme? Parästhesien, Raynaud-Phänomene? Herzbeschwerden? Mundtrockenheit? Brennen und Fremdkörpergefühl in den Augen?

Ursächliche Faktoren: Vorausgehende Infekte, Eiterungen? Auslösung durch reichliche Mahlzeiten, Alkohol? Nierensteinkoliken oder andere Nierenkrankheiten? Hochdruck? Diabetes? Durchfälle? Harnröhrenausfluß? Hautausschläge? Verletzungen? Blutungsneigung? Silikatstaubexposition? Frühere Nervenleiden?
Medikamente, insbes. Diuretika, Zytostatika? Frühere Rheumakuren? Gelenkleiden bei Geschwistern, Eltern, sonstigen Verwandten?
Psoriasis beim Patienten selbst, bei nahen Verwandten?
Frühere Knochenbrüche und Gelenksverletzungen?

Befund

Gelenke: Schwellung, Rötung, Wärme? Deformitäten, lokale Auftreibungen, Verkürzungen? Subkutane Knoten in Gelenknähe (nicht an den Fingerendgliedern!)? Bilaterale Symmetrie? Erguß innerhalb der Gelenkkapsel? Prüfung der aktiven und passiven Beweglichkeit, auch der Wirbelsäule. Minimaler Finger-Boden-Abstand? Minimaler Abstand des Daumens zum Dornfortsatz des 7. Halswirbelkörpers bei Einwärts-rückwärts-Bewegung der Schulter? Reiben bei Gelenkbewegungen?

Allgemein: Lymphknoten? Stomatitis, Glossitis?

Muskulatur: Atrophien? Druckschmerz? Tonus?

Haut: Effloreszenzen, insbes. Erythema nodosum, Schmetterlingsfigur im Gesicht? Tophi am Ohrknorpel und an Händen und Füßen? Psoriasis? Xanthome und Xanthelasmen? Sklerodermie? Atrophie? Raynaud-Phänomene? Nagelveränderungen?

Kardiologischer Status: insbes. Ausschluß einer Herzklappenerkrankung.

Neurologischer Übersichtsstatus

Technische Verfahren

Labor: Blutsenkung, Blutbild, Serumeiweiß und -elektrophorese, Blutzucker. Kreatinin und Harnsäure im Serum. Urinstatus. Antistreptolysintiter, Rheumafaktor.

Elektrokardiogramm

Röntgen: Thorax-Aufnahme; Aufnahmen der wesentlichen lokal betroffenen Gelenke

Indikationen für gezielte Untersuchungen

Chronische Gelenkveränderungen ungeklärter Art, bei ev. therapeutischen Folgerungen	Szintigraphie mit Technetium-Phosphat-Verbindungen Antinukleäre Antikörper
Wirbelsäulenbeweglichkeit stärker eingeschränkt	Röntgen: Brust- und Lendenwirbelsäule, Iliosakralgelenke
Anhaltendes Fieber	Blutkulturen Antinukleäre Antikörper
Herzgeräusche	Ultraschallechokardiographie
Harnröhrenausfluß	Abstrichuntersuchung
Verdacht auf Lupus erythematodes, unklare fieberhafte Krankheitsbilder mit Beteiligung anderer Organe, insbes. Niere, seröse Häute	Antinukleäre Antikörper
Anhaltend ungeklärter Gelenkerguß	Punktion des Ergusses: Mikroskopische Untersuchung auf Zellzahl und Zellart Harnsäure Bakteriologische Kultur
Verdacht auf Hüftgelenkkopfnekrose	Serumlipide Angiologischer Status einschl. Oszillographie

Liste der Krankheiten und Syndrome

Rheumatische Arthritiden

Rheumatisches Fieber (akuter Gelenkrheumatismus)

Chronische Polyarthritiden
Rheumatoide Arthritis (Progressiv chronische P.)
Spondylarthritis ankylopoetica (Bechterewsche Krankheit)
Chronische Polyarthritis des Kindes (Still-Syndrom)
Arthritis mutilans (Main/pied en lorgnette, Marie-Léri-Syndrom)

Kollagenkrankheiten
Lupus erythematodes disseminatus; Sharp-Syndrom
Periarteriitis nodosa
Dermatomyositis, Wegener-Granulomatose, Sklerodermie (PSS)
Sjögren-Syndrom
Felty-Syndrom

Arthritiden im Verlaufe anderer Krankheiten
Sepsis (ohne metastatische Eiterung); Infektarthritis
Purpura rheumatica Schönlein-Henoch
Subsepsis allergica (Wissler-Syndrom, Still-S. des Erw.)
Sarkoidose Boeck (Löfgren-Syndrom)
Arthritis bei allergischen Erkrankungen, einschl. intermittierender Gelenkhydrops
Reiter-Syndrom
Psoriasis
Kolitis ulzerosa, Enteritis regionalis, Morbus Whipple
Amyloidose; Agammaglobulinämie
Familiäres Mittelmeerfieber
Uveo-muko-kutanes Syndrom (Behçet-Syndrom)

Infektiöse Arthritiden

Bakteriell
Metastatisch-eitrige Arthritis
Gonokokken-Arthritis, poly- und monarthritische Formen
Salmonellen-, Brucellen-Arthritis; Yersiniosis
Tuberkulöse Arthritiden einschl. Poncet-Rheumatoid
Syphilitische Arthritiden

Viral
Hepatitis, Rubeolen, Parotitis epidemica,

Mykotisch

Arthrosen

Arthrosis deformans, Monarthrosen und Polyarthrosen, insbes.: Knie (Gonarthrose), Hüfte (Coxarthrose), distale Fingergelenke (Heberden-Arthrose), mittlere Fingergelenke (Bouchard-Arthrose) Daumen, Grundgelenk und Karpometakarpalgelenk (Rhizarthrose)

Sekundäre Arthrosen durch Traumafolgen, Fehlstatik u. a.

Neurogene Arthropathien
Tabes dorsalis
Syringomyelie
Diabetische Polyneuropathie
Sudeck-Syndrom
Lepra

Arthropathie bei Stoffwechselkrankheiten
Gicht
Hyperlipidämie
Ochronose (Alkaptonurie)
Hämochromatose, Morbus Wilson
Chondrokalzinosis artikularis (Pseudogicht)

Arthropathien bei Blutkrankheiten
Hämophilie, Pseudohämophilie
Hämoglobinopathien, insbes. Sichelzellenanämie
Leukämien
Myelom
Lymphogranulomatose

Arthropathien bei Durchblutungsstörungen
Arteriell
Gelenknahe Knochennekrosen, insbes. Hüftgelenkskopfnekrosen, bei Arterieller Verschlußkrankheit, Hypertriglyzeridämie;
Venös
Pseudogonarthritis bei Thrombose der V. poplitea, Caisson-Krankheit
Pseudothrombose bei Dissektion oder Ruptur einer poplitealen Zyste

Arthropathien bei Malignomen
Paraneoplastische Polyarthritis, Pierre-Marie-Bamberger-Syndrom
Karzinoid-Syndrom
Lokale Tumoren, insbes. Metastasen, Sarkome

Posttraumatische Arthropathien
Blutungen, Ergüsse, Deformierungen, einschl. Osteochondrosis dissecans

Schulter-Arm-Syndrom
Traumata: Kontusionen, Luxationen, Frakturen
Entzündungen, Bursitis subacromialis
Reflektorisch und durch Immobilisierung, u. a. nach Myokardinfarkt
Nervenwurzel- und Plexusschädigung

Grundprogramm

Anamnese

Gegenwärtige Beschwerden: Blutungen, „blaue Flecke", spontan, nach geringem Anstoßen und dergl.? Verstärkte Blutungsneigung beim Zähneputzen, nach Zahnextraktionen, nach Schnittverletzungen? Nasenbluten? Ggf. Stärke und Dauer von Regelblutungen? Andere genitale Blutungen? Farbe des Urins, des Stuhlgangs? Blutungen in Gelenke?

Mögliche Begleiterscheinungen: Allgemeines Krankheitsgefühl, insbes. Fieber? Gewichtsabnahme?

Ursächliche Faktoren: Durchfälle? Alkoholkonsum? Besondere Ernährungsgewohnheiten? Frühere Leberleiden, Gelbsucht?
Jetzige und frühere Medikamenteneinnahme? Blutungsneigung von Jugend an? Familiäres Vorkommen von Blutungskrankheiten?

Befund

Inspektion der Haut: Blutpunkte, Fleckblutungen? Größere flächenhafte Blutaustritte? Ablagerungen von braunem Pigment nach früheren Blutungen?
Ikterus? Hautsymptome chronischer Leberkrankheit: Pigmentationen, Geldscheinhaut, Spidernaevi, Palmarerythem, weiblicher Behaarungstyp, Haarverlust in den Achseln?

Mundhöhle: Teleangiektasien an den Lippen, sonst? Blutungen in der Mundschleimhaut, insbes. am Zahnfleisch? Foetor hepaticus, uraemicus?

Allgemeine Veränderungen: Kreislaufversagen, Schock? Anämie? Fieber? Kachexie? Lymphome?

Abdomen: Meteorismus? Aszites? Leber: Größe, Konsistenz, Oberfläche? Milz tastbar?

Gelenke: Freie Beweglichkeit? Abnorme Überstreckbarkeit?

Rumpel-Leede-Versuch beim Blutdruckmessen anschließen: 5 Minuten Stauung mit überdiastolischem Druck, danach distal Blutpunkte suchen.

Kneifversuch an einer Hautfalte, z. B. unterhalb des Schlüsselbeins.

Technische Verfahren

Labor: Blutbild mit Ausstrich, Thrombozyten- und Retikulozytenzahl Gerinnungsteste: Quick-Test, Partielle Thromboplastinzeit (PTT), Thrombinzeit (TZ); Blutungszeit

Indikationen für gezielte Untersuchungen

Erster Schritt: Einordnung in eine Gruppe

Gerinnungsteste abnorm	Koagulopathie (1)
Thrombozytenzahl < 150000 oder $> 500000/mm^3$	Thrombozytopathie (2) (manifest aber meist erst $< 30000/mm^3$)
Gerinnungsteste und Thrombozytenzahl normal	Vaskulopathie (3) wahrscheinlich, Ausnahmen s. u.

Zweiter Schritt: Sicherung und Differenzierung innerhalb der Gruppe bzw. ihrer Kombinationen

Zu 1. ***Koagulopathien*** 1.1 Quicktest $< 70\%$ PTT normal, 30–50″ TZ normal, 16–22″	Kumarin-Einnahme?
Kumarin-Einnahme auszuschließen	Leber- und Gallenwegsdiagnostik: Bilirubin, γ-GT, SGOT, SGPT, Gesamteiweiß im Serum und Elektrophorese, siehe auch S. 155 und S. 182. Fehlernährung und Malabsorption ausschließen, s. S. 79
Chronisches Krankheitsbild, kein Anhalt für erworbene Verminderung des Prothrombinkomplexes	Analyse des Faktors VII mit der Fragestellung nach angeborenem Mangel

1.2 Quicktest < 70% PTT abnorm > 50″ TZ normal	Wahrscheinlich erworbene Störung des Prothrombinkomplexes, siehe oben zu 1.1, aber quantitativ ausgeprägter
Schwere, meist akute Krankheitsbilder	Sepsis, Schock, Abort u. a. Grundleiden als Ursache einer Verbrauchskoagulopathie bestätigen oder ausschließen Bedside-Test: Vollblut in ein Glasröhrchen, Beobachtung, ob Gerinnung eintritt Verlaufskontrollen der Gerinnungsteste mit Fibrinogen und Thrombozytenzahl
Langdauernde Vorgeschichte, kein Anhalt für erworbene Störung des Prothrombinkomplexes oder Verbrauchskoagulopathie	Analyse der Einzelfaktoren II, V und X auf angeborene Verminderung (selten)
1.3 Quicktest < 70% PTT abnorm > 50″ TZ abnorm > 22″	Heparinwirkung? Streptokinase-Therapie?
Differenzierung bei paralleler Gabe von Heparin und Streptokinase	Reptilase-Zeit
Akutes Krankheitsbild, Verdacht auf Verbrauchskoagulopathie	Bedside-Test: Vollblut im Glasröhrchen, s. o. Verlaufskontrollen mit Thrombozytenzahl und Fibrinogenbestimmung
Thrombozytenzahl normal, Fibrinogen erniedrigt (Hyperfibrinolyse)	Fibrinspaltprodukte bestimmen

Chronisches Krankheitsbild	Fibrinogenbestimmung mit der Fragestellung nach einem angeborenen Mangel
Dieser Laborbefund ohne klinisches Korrelat und mit extremen Werten	Überprüfen, ob etwa irrtümlich Serum statt Plasma untersucht wurde
1.4 Quicktest normal PTT abnorm > 50″ TZ abnorm > 22″	Heparingabe? Milde Verbrauchskoagulopathie und Hyperfibrinolysen ausschließen
1.5 Quicktest normal PTT abnorm > 50″ TZ normal	Blutungszeit kontrollieren Hämophilie A und B durch Faktorenanalyse VIII und IX bestätigen oder ausschließen, ggf. auch XI und XII
Schwere allgemeine Krankheitsbilder	Verbrauchskoagulopathie und Hyperfibrinolyse ausschließen, s. o.
Blutungszeit verlängert, Thrombozytenzahl normal, Hämophilie auszuschließen	Untersuchung auf v. Willebrand-Syndrom (in einem entspr. Speziallaboratorium)
1.6 Quicktest < 70% PTT normal TZ abnorm > 22″	Relativ niedrig dosierte Heparingabe? Seltene Konstellation einer Verbrauchskoagulopathie bei Leberzirrhose

Zu 2. ***Thrombozytopathien***

Thrombozytopenie, akutes Krankheitsbild	Verbrauchskoagulopathie ausschließen, s. o. zu 1.

Chronisches Krankheitsbild, Hb_E und MCV erhöht	Perniziöse Anämie ausschließen: Sternalpunktion Schillingtest; falls nicht verfügbar: Probatorische Therapie mit Vitamin B 12, Verfolgung des Blutbilds und der Retikulozytenzahl
Unklares Krankheitsbild	Medikamenteneinfluß ausschließen Leukose ausschließen Röntgenaufnahmen des Skeletts Sternalpunktion Retraktionstest des Koagulums
Thrombozytose	Sternalpunktion Sonographie des Abdomens: Milzvergrößerung?
Zu 3. ***Vaskulopathien***	
Rezidivierendes Nasenbluten, Teleangiektasien in der Mundhöhle	Absuchen der Haut auf weitere Teleangiektasien Röntgenbild der Lungen auf a-v-Fistel überprüfen Gastroskopie bei Verdacht auf gastrointestinale Blutung

Liste der Krankheiten und Syndrome

Koagulopathien

Vitamin-K-Mangel
Leberkrankheiten
Antikoagulantien-Medikation einschl. Fibrinolytika
Verbrauchskoagulopathie
Hämophilie A und B
Seltene hereditäre Faktoren-Mangelzustände
Hemmkörper-Hämophilie

Störungen des thrombozytären Systems

Thrombozytopenien

Störungen der Neubildung
- Reifungsstörungen bei Vitamin B 12 und/oder Folsäuremangel
- Bestrahlungen; Zytostatika
- Verdrängung im Knochenmark durch Tumoren, Leukosen, Myelosklerose
- Panzytopenie, medikamentös induziert und idiopathisch

Störungen der Plättchenverteilung bei Hypersplenismus

Gesteigerte Plättchenzerstörung
- Verbrauchskoagulopathien: Sepsis, Schockzustände
- Allergische Thrombozytopenien
- Thrombotisch-thrombozytopenische Purpura, Moschcowitz-Syndrom
- Idiopathische Thrombozytopenische Purpura (ITP, Morbus Werlhof)

Thrombozytopathien

Hereditäre hämorrhagische Thrombasthenie (Glanzmann)
v. Willebrand-Jürgens-Syndrom
Symptomatische Störungen bei Paraproteinämien, Kryoglobulinen, Niereninsuffizienz

Thrombozythämien (Blutungen neben Thromboseneigung!)
Symptomatisch bei Myeloproliferativem Syndrom: Leukämien, Polyzythaemia vera, Osteomyelosklerosen
Essentiell ohne nachweisbare Ursache

Vaskuläre Störungen
Purpura senilis; Hypertonie
Vitamin-C-Mangel
Infekte, Arzneimittelallergien
Purpura Schönlein-Henoch (auch nach Streptokinase); Purpura pigmentosa progressiva
Purpura Majocchi
Morbus Osler
Sogenannte Fingerapoplexie
Ehlers-Danlos-Syndrom (Überstreckbarkeit der Gelenke)

Grundprogramm

Anamnese

Gegenwärtige Beschwerden: Atemnot, bei Belastung oder auch in Ruhe? Erleichterung der Atmung in aufrechter Körperhaltung? Flaches Liegen im Bett möglich? Wieviel Kopfkissen werden benutzt? Wieviel Stockwerke können in einem Zug erstiegen werden? Nächtliche Anfälle von Atemnot? Hustenreiz? Auswurf? Wasseransammlungen an den Beinen, sonst im Körper? Geschätzte Tagesharnmenge? Nächtliches Wasserlassen? Allgemeine Schwäche?

Mögliche Begleiterscheinungen: Herzschmerzen, bei Belastung oder spontan? Herzstolpern, Herzjagen? Schwindelanfälle?
Völlegefühl im Leib, Appetitlosigkeit? Gewichtsverlust? Kopfschmerzen? Schlaflosigkeit?

Ursächliche Faktoren: Abgelaufene Herz- und Lungenerkrankungen? Frühere Leistungsfähigkeit in Beruf, Sport, Wehrdienst? Ergebnisse von Einstellungsuntersuchungen und dergl.? Frühere Röntgenaufnahmen und Ekg? Diabetes? Gicht? Hochdruck? Thrombosen und Embolien? Rauchen? Fieberhafte Erkrankungen in letzter Zeit? Durchgemachter Gelenkrheumatismus?
Medikamente, insbes. Psychopharmaka? Betablocker?
Familiäre Erkrankungen des Kreislaufs, Diabetes?

Befund

Allgemein: Dyspnoe, Tachypnoe, Orthopnoe? Periodisches Atmen? Zyanose der Lippen und Akren? Mitralbäckchen? Blutfüllung der Konjunktivalgefäße? Xanthelasmen und Xanthome der Haut und Sehnen? Myxödemhaut? Schweißbildung? Motorische Unruhe? Fingertremor? Uhrglasnägel und Trommelschlegelfinger? Zigarettenbräunung? Adipositas? Struma?

Kardialer Status: Herzbuckel oder andere Deformitäten? Herzspitzenstoß sichtbar oder fühlbar? Verlagert, verbreitert, hebend? Schwirren tastbar? Abnorme Pulsationen links parasternal, substernal, epigastrisch?
Perkussion der Herzgröße zur Orientierung.
Puls: Frequenz, Rhythmus, Qualität? Pulsus alternans?
Blutdruck beiderseits messen.
Auskultation: Lautstärke der Herztöne, Charakter des 2. Herztons im 2. ICR.? Spaltungen des 1. und 2. Herztons? Geräusche und Extratöne? Galopprhythmus durch 3. und/oder 4. Herzton? Klick? Reiben? Alternierende Lautstärke von Tönen und Geräuschen, Atemabhängigkeit? Gefäßgeräusche über den großen Arterienstämmen, über einer Struma?

Stauungszeichen: Rasselgeräusche über den Lungenunterfeldern? Halsvenen sichtbar, auch im Sitzen? Pulsieren der Halsvenen? Füllung der Halsvenen bei Druck auf die Leber? Bei wieviel cm Erhebung über die Herzebene kollabieren die Venen der Hand? Venenfüllung an der Unterfläche der Zunge?
Ödemdellen an den Knöcheln, am Kreuzbein, sonst? Lebervergrößerung tastbar? Pulsieren der Leber? Pleuraerguß, insbes. rechtsseitig? Aszites?

Technische Verfahren

Labor: Blutsenkung, Blutbild mit Hämatokrit, Urinstatus. Blutzucker, Kreatinin, Cholesterin, Neutralfette und Harnsäure im Serum. Elektrolyte, Bluteiweißbild.

Elektrokardiogramm

Röntgen: Thorax-Aufnahme, Durchleuchtung.

Echokardiographie (UKG)

Indikationen für gezielte Untersuchungen

Hypertonie im großen Kreislauf	s. S. 146
Verdacht auf akute Koronarinsuffizienz, Ekg nicht eindeutig	s. S. 70
Fortbestehende ST-Hebungen, Verdacht auf Herzwandaneurysma	Röntgen-Durchleuchtung der Herzfigur, Beobachtung des Bewegungsablaufs Radionuklid-Ventrikulographie Myokardszintigraphie
Verdacht auf chronische Koronarinsuffizienz, Ekg nicht eindeutig	Belastungs-Ekg: Ergometer oder Kletterstufe Myokardszintigraphie Einschwemmkatheter
Chronische Koronarinsuffizienz, Klärung einer Operationsfrage	Myokardszintigraphie Einschwemmkatheter Koronarangiographie und Ventrikulographie
Verdacht auf Myokarditis	Antistreptolysintiter CK mit Verlaufskontrollen In Sonderfällen Virus-KBR, insbes. auf Coxsackie, ECHO
Verdacht auf dilatative Kardiomyopathie	Bei unsicherem UKG: CT Radionuklid-Ventrikulographie Myokardszintigraphie Ventrikulographie mit Druckmessungen, Koronarographie Endomyokardiale Katheterbiopsie

Verdacht auf hypertrophische obstruktive Kardiomyopathie	Phonokardiographie mit Karotispulskurve Computertomographie Ventrikulographie mit Druckmessungen
Verdacht auf hypertrophische nichtobstruktive Kardiomyopathie	Computertomographie Ventrikulographie Myokardbiopsie
Verdacht auf restriktive Kardiomyopathie	Computertomographie Ventrikulographie
Verdacht auf a-v-Fistel im peripheren Kreislauf	Auskultation der großen Arterienstämme Angiographie, ggf. als DSA
Verdacht auf Perikarderguß	Pulsregistrierung bei In- und Exspiration auf Pulsus paradoxus Probepunktion
Ungeklärtes Fieber	Blutkulturen! s. S. 103
Ungeklärte Tachykardie trotz Digitalistherapie	Schilddrüsendiagnostik, s. S. 226 Ausschluß eines Cor pulmonale: Einschwemmkatheter DSA der Arteria pulmonalis
Herzinsuffizienz bei normal großem Herzen	Ausschluß einer Perikarditis constrictiva: Bei zweifelhaftem UKG: CT Einschwemmkatheter Ausschluß einer koronaren Herzkrankheit, siehe oben

Verdacht auf Cor pulmonale, Klärung einer Linksherzinsuffizienz, Vorfelddiagnostik bei Mitralstenose und -insuffizienz	Einschwemmkatheter, Druckmessung mit Belastung
Herzgeräusche, Extratöne, zum Ausschluß angeborener oder erworbener Herzfehler	Phonokardiographie, ggf. ergänzt durch Registrierung in Lagewechsel, In- und Exspiration Valsalva, Amylnitrit Karotispulskurve Farbstoffverdünnungskurve
Abklärung einer Operationsindikation bei Klappenfehlern, Verdacht auf obstruktive Myokardiopathie, Endomyokardfibrose, anderweitig nicht zu klärende Befunde bei ev. therapeutischen Folgerungen	Herzkatheter (transvenös, transseptal, retrograd arteriell) mit: Druckmessungen Blut- und Atemgasanalyse Zeitvolumenbestimmung mit zentral applizierten Indikatoren Angiokardiographie und Ventrikulographie Ggf. Koronarographie zum Ausschluß Ggf. Myokardbiopsie
Aussage über kardiale Leistungsbreite erforderlich, Kontrollparameter vor und nach Herzoperationen	Einschwemmkatheter mit Ergometrie UKG-Kontrollen Herzvolumen röntgenologisch
Behandlung mit Zytostatika wie Adriamycin, Daunomycin, Cyclophosphamid	UKG-Kontrollen mit Bestimmung der Funktionsparameter Systolische Zeitwerte aus Phonokardiogramm und Karotispulskurve

Liste der Krankheiten und Syndrome

Hypertonie im großen Kreislauf – s. S. 146

Koronare Durchblutungsstörungen
Myokardinfarkt, akut und narbig, einschl. Herzwandaneurysma
Feinnarbige Myokardverschwielung

Ventildefekte
Rheumatische Vitien, Endokarditis Libman-Sacks
Relative Mitral- und Tricuspidalinsuffizienz
Luetische Vitien
Sklerotische Vitien
Vitien durch bakterielle Endokarditis, auch in Kombination
Kongenitale Vitien
Septumperforation nach Infarkt, Papillarmuskelabriß, Perforation eines Aneurysma des Sinus Valsalvae

Hypertonie im kleinen Kreislauf
Primär vaskulär: Pulmonalarteriensklerose, Periarteriitis nodosa, Anorektika
Sekundär pulmonaler Hochdruck
- Lungenarterienembolie, akut und chronisch-rezidivierend
- Fettembolie; miliare Karzinose
- Chronische Lungenleiden: insbes. obstruktives Emphysem, chronisches Asthma bronchiale, Tuberkulose, Fibrosen
- Thoraxdeformitäten, Kyphoskoliose
- Hindernisse im linken Herzen: insbes. Mitralstenose, Vorhofsthrombus und -tumor, Linksherzdekompensation
- Höhenaufenthalt
- Atemmuskellähmungen; Pickwick-Syndrom

Myokarditis
Rheumatische Myokarditis
Infektionskrankheiten: insbes. Diphtherie, Chagas-Krankheit, Coxsackie, Poliomyelitis

Allergische Myokarditis
Kollagenosen
Myokarditis unbekannter Ätiologie

Rhythmusstörungen
Tachykarde Formen
Bradykarde Formen, Sick-sinus-Syndrom

Erhöhte Volumenbelastung des Herzens
Arterio-venöse Fistel, einschl. a-v-Fistel der Lunge bei M. Osler
Hyperthyreose
Morbus Paget
Anämien; Übertransfusion
Beri-Beri
Hyperkinetisches Herzsyndrom
Schwangerschaft (als Kombinationsfaktor)

Behinderung der Myokardbewegungen
Perikardial
- Perikarderguß, Hämoperikard
- Perikarditis constrictiva
- Mediastinitis

Endokardial
- siehe Myokardiopathien

Myokardiopathien
Sekundäre spezifische Myokardiopathien
Infiltrativ
- Amyloidose, Hämochromatose, Glykogenose v. Giercke
- Sarkoidose
- Tumoren

Nutritiv
- Hypoproteinämie
- Elektrolytstörungen: Hypokaliämie, Hypokalzämie
- Beri-Beri (s. o.)

- Toxisch
  - Endogen
    - Azidosen
    - Peripartal
  - Exogen
    - Alkohol, einschl. Kobalt
    - Barbiturate, Halothan, Phenothiazin
    - Betablocker, Antiarrhythmika, trizyklische Amine
    - Zytostatika: Adriamycin, Daunomycin, Cyclophosphamid
- Endokrin
  - Phäochromozytom
  - Hypothyreose
  - Karzinoid
- Myopathien
  - Progressive Muskeldystrophie
  - Friedreichsche Ataxie
  - Myotonie
- Primäre idiopathische Myokardiopathien
  - Dilatative (kongestive) Kardiomyopathie COCM
  - Hypertrophisch-obstruktive Kardiomyopathie HOCM
  - Hypertrophisch-nichtobstruktive Kardiomyopathie HNCM
  - Restriktive (obliterative) Kardiomyopathie ROCM
    - Endocarditis parietalis fibroplastica Löffler
    - Endomyokardfibrosen

Traumatische Herzschäden

Grundprogramm

Anamnese

Gegenwärtige Beschwerden: Seit wann besteht der Husten? Hustenreiz mit oder ohne Auswurf? Menge des Sputums? Beschaffenheit: weiß, schleimig, zäh, eitrig-gelb, blutig, Geruch? Verstärkung des Hustenreizes in besonderer Körperlage?

Mögliche Begleiterscheinungen: Fieber? Schwitzen, insbes. nachts? Schnupfen, Heiserkeit, Schluckbeschwerden? Atemnot, bei Anstrengungen oder auch in Ruhe? Schmerzen bei der Atmung? Allgemeines Krankheitsgefühl? Bettlägerigkeit? Gewichtsabnahme? Kopfschmerzen? Herzschmerzen? Blaufärbung?

Ursächliche Faktoren: Kontakt mit Infektionskranken, insbes. Tuberkulösen? Inhalationen von schädlichen Gasen? Fremdkörperaspiration? Abhängigkeit des Hustenreizes von besonderen Umgebungsbedingungen, Staubarten? Einatmung von Staub im Beruf? Vogelhaltung? Rauchen, jetzt und früher? Umgang mit Asbest? Frühere Röntgenaufnahmen der Lunge, Schirmbilder vorhanden? Frühere Lungen- und Herzkrankheiten? Heilstättenaufenthalt, Überwachung durch Gesundheitsamt?
Medikamente: Längere Behandlung mit Antibiotika, Kortikoiden? Ölige Nasentropfen und dergl.? Nitrofurantoin. Phenylhydantoin, Busulfan? Appetitzügler?

Befund

Allgemein: Körpertemperatur? Kachexie? Zyanose? Anämie? Atemfrequenz pro Minute? Dyspnoe, Orthopnoe? Nasenflügelatmen? Herpes labialis? Inspektion von Mundhöhle, Rachen und Tonsillen. Lymphome? Milztumor? Erythema nodosum? Rippen- oder anderweitige Knochendruckschmerzen? Uhrglasnägel, Trommelschlegelfinger?

Pneumologischer Status: Thoraxform? Seitengleiche Atmung? „Doorstop"-Phänomen? Perkussion der Lungengrenzen, Stand und Verschieblichkeit. Dämpfung des Klopfschalls? Tasten des Stimmfremitus. Auskultation: Atemgeräusch, trockene und feuchte Nebengeräusche, insbes. über den hinteren abhängigen Lungenpartien? Pleurareiben? Atemstoß zur Orientierung: Auslöschen einer Streichholzflamme auf 15 cm Entfernung möglich?

Kardiologischer Status: Pulsfrequenz und Rhythmus? Blutdruck? Herzfigur vergrößert? Herztöne und -geräusche? Extratöne? Venenstauung im großen Kreislauf? P_2 akzentuiert?

Technischer Befund

Labor: Blutsenkung, Blutbild, Urinstatus, Kreatinin, Blutzucker.

Röntgen: Thoraxaufnahme und -durchleuchtung.

Elektrokardiogramm

Indikationen für gezielte Untersuchungen

Sputum vorhanden (wirkliches Bronchialsekret, nicht nur Speichel!), schweres oder längerdauerndes Krankheitsbild	Makroskopische Inspektion, ggf. auch Messung der Menge pro Tag Bakteriologische Kultur Untersuchung auf Tuberkulose
Verdacht auf Tuberkulose	Wiederholte Untersuchungen des Sputums Kehlkopfabstrich Magensaft Ggf. Hauttest auf Tbc. (Tine- bzw. Tubergen-Test)
Säurefeste Stäbchen nachgewiesen	Kultur mit Resistenzprüfung
Tuberkelbazillen im Sputum ohne eindeutigen Röntgenbefund des Thorax	Bronchoskopie, Suche nach Lymphknotenperforation
Hochfieberhaftes atypisches pneumonisches Krankheitsbild; Milztumor tastbar bzw. sonographisch nachgewiesen	Blutkulturen Wassermann-Reaktion KBR auf Q-Fieber Kälteagglutinine
Schwierigkeiten bei Blutbild und Blutgruppenbestimmung durch Verklumpungen	Kälteagglutinine
Pneumonisches Krankheitsbild bei Vogel- bzw. Papageienkontakt	KBR auf Ornithose-Psittakose mit Verlaufskontrolle

Pneumonisches Krankheitsbild mit atypischem Verlauf falls ätiologische Abklärung indiziert erscheint	KBR auf Viren, insbes. Grippe-, Adeno- und REO-Viren Erworbenes Immundefekt-Syndrom (AIDS) und Legionärskrankheit in Betracht ziehen
Verdacht auf Lungenabszeß im Röntgenbild	Bakteriologische Sputumkultur Mikroskopische Untersuchung auf elastische Fasern Sputumuntersuchung auf Tuberkulose zum Ausschluß Zytologische Untersuchung Tomographie der Lunge Bronchoskopie zum Ausschluß einer Bronchialobstruktion, insbes. durch Tumor und Fremdkörper
Verdacht auf Lungeninfarkt	Überprüfen des körperlichen Befundes auf Beinvenenthrombose Phlebographie im Zweifelsfall Digitale Subtraktionsangiographie oder Szintigraphie der Lunge Suche nach einem Grundleiden mit sekundärer Thrombosebildung, ev. auch Antithrombin III-Bestimmung
Lungeninfiltrate bei längerer Antibiotika-, Kortikoid- und Zytostatikabehandlung, sonst ungeklärte infiltrative Prozesse	Mikroskopische Untersuchung des Sputums auf Pilze Ev. probatorische antimykotische Behandlung

Ungeklärte Lungeninfiltrate, längeres fieberhaftes Krankheitsbild, gleichzeitige Erkrankung mehrerer Organe	Antinukleäre Antikörper ev. Anti-DNS LE-Zellen
Verdacht auf Bronchialtumor	Sputum zytologisch auf Tumorzellen, ggf. nach Provokation mit Bisolvon-Aerosol-Inhalation Röntgen-Durchleuchtung mit Zielaufnahmen, ggf. Tomographie einschl. Hilusregion Bronchoskopie mit Biopsie und Sekretaspiration zur zytologischen und bakteriologischen Untersuchung Bei peripherem Sitz: Transpulmonale Biopsie, Aspirationszytologie Eingehende Suche nach ev. Metastasen: Knochenszintigraphie, Sonographie des Abdomens Lymphome – s. S. 188 Knochenschmerzen – s. S. 164
Ungeklärte Lungenrundherde	Tomographie (Kalkeinlagerungen?) Tuberkulin-Hauttest Bronchialkarzinom ausschließen, s. o. Suche nach einem Primärtumor mit Metastasen: Sonographie, Urinkontrollen mit Addis-Count (Erythrozyturie?) HNO-Konsil zum Ausschluß Aspergillus-Pilzinfektion ausschließen

	Bei Echinokokkus-Verdacht: Indirekter Hämagglutinationstest
Pleuraerguß – s. S. 215	
Verdacht auf Asthma bronchiale	Ausgiebige Allergenanamnese Allergen-Eliminationsversuch Sputum auf Charcot-Leydensche Kristalle, Curschmannsche Spiralen Psychische Anamnese
Asthma bronchiale, insbes. im jüngeren Alter	Versuch einer ätiologischen Klärung: Spirographie vor und nach Broncholytika Allergen-Hauttestung Allergendefinierung durch inhalative Provokation unter Messung der Atemwegswiderstände mit Body-Plethysmographie oder Pneumotachographie Im Zweifel auch IgE-Bestimmung, Radio-Allergo-Adsorbent-Test (RAST)
Verdacht auf Lungenemphysem, insbes. bei Begutachtung und anderen Zweifelsfragen	Spirographie: Minimal: Registrierung von Atemstoß und Vitalkapazität Optimal: Body-Plethysmographie Blutgasanalyse: P O_2, P CO_2 mit Säure-Basen-Status Rechtsherz-Mikrokatheter
Chronische Bronchitis, s. o.	

Therapieresistente chronische Bronchitis	Bakteriologische Sputumuntersuchung, zum Ausschluß auch auf Tuberkulose
Verdacht auf Bronchiektasen	Tomographie der Lungen Bronchographie

Verdacht auf Herzinsuffizienz – s. S. 128

Verdacht auf Morbus Boeck	Tuberkulin-Hautteste Lymphknoten-Probeexzision ggf. Mediastinoskopie Spirographie Angiotensin-Converting-Enzym Sonographie des Abdomens Ultraschall-Echokardiographie Im Zweifel: Bronchoalveoläre Lavage zur Zytologie (in einem pneumologischen Zentrum)
Halslymphome	Probeexzision, siehe S. 188
Verdacht auf pulmonale Hypertonie	Einschwemmkatheter Digitale Subtraktionsangiographie oder Lungenszintigraphie Ev. Farbstoffverdünnungskurve
Ungeklärte chronische nicht infektiöse Lungenerkrankungen	Spirographie, falls verfügbar Body-Plethysmographie Blutgasanalyse, P O_2 und P CO_2 mit Säure-Basen-Status, bei Hypoxämie auch P O_2 nach Sauerstoffinhalation Einschwemmkatheter Ev. bioptische Klärung in einem pneumologischen Zentrum

Begutachtung chronischer Lungenleiden	Body-Plethysmographie Blutgasanalyse Rechtsherz-Mikrokatheter

Liste der Krankheiten und Syndrome

Pharynx und Larynx

Akute Entzündungen, insbes. im Rahmen von Virusinfekten
Nekrotisierende Entzündungen bei Agranulozytose, Leukosen
Tuberkulose
Tumoren, maligne und benigne

Trachea, Bronchien und Lungen, ohne (oder zunächst ohne) sicher pathologisches Röntgenbild des Thorax

Akute Tracheitis und Bronchitis bei sog. unspezifischen Infekten
Bronchitis bei Keuchhusten, Masern, Typhus
Reizstoffinhalation
Fremdkörperaspiration
Chronische Bronchitis einschl. Bronchiektasen
Bronchiolitis
Bronchialtuberkulose, insbes. bei Lymphknotenperforation
Asthma bronchiale
Bronchial-Karzinom, Bronchial-Adenom

Bronchien und Lungen mit pathologischem Röntgenbild des Thorax

Pneumonien

Primäre Pneumonien
  Bakterien, insbes. Pneumokokken, einschl. chron. karnefizierende Pneumonie, ferner Rikettsien (Q-Fieber)
  Viren, insbes. Grippe, Adenovirus
  Ornithose, Psittakose

Mykoplasmen
Pilze, insbes. Kandida, Aspergillus
Parasiten: Askariden, Pneumocystis carinii
Eosinophile Infiltrate
Sekundäre Pneumonien
Aspirationspneumonien, bakterielle Superinfektion viraler Krankheiten
Pneumonische Infiltrate bei erworbenem Immun-Defekt-Syndrom (AIDS)
Toxische Pneumonie durch Inhalation, insbes. Nitrosegase
Peribronchiektatische Pneumonie
Infarktpneumonie
Stauungspneumonie

Lungenabszeß und -gangrän, postpneumonisch, bei Bronchialobstruktion, metastatisch, bei Fremdkörpern

Lungentuberkulose, primär und postprimär, einschl. hämatogene Streuungen, ferner unspezifische Folgezustände, z. B. Bronchiektasen

Bronchialkarzinom und -adenom, einschl. Alveolarzellkarzinom

Metastasenlunge: grobknotige Formen und Lymphangitis carcinomatosa

Maligne Lymphome, Lymphogranulomatose und Non-Hodgkin-Lymphome

Gutartige Lungentumoren

Staublungen
Silikose
Asbestose, Siderose, Aluminiumlunge, Talkumlunge, Beryllose

Allergische Alveolitis, insbes. Vogelzüchterlunge, Heustaublunge, Drescherlunge (Getreidestaub), Bagassose (Zuckerindustrie), Byssinose (Baumwollstaub)

Kardiale Stauungslunge bei Mitralstenose, Linksherzversagen

Pulmonale Hypertonie, primäre und sekundäre Formen

Kollagen- und Autoimmunkrankheiten: Progressive systemische Sklerose (PSS, Sklerodermie), Lupus erythematodes visceralis, Wegenersche Granulomatose, Periarteriitis nodosa

Goodpasture-Syndrom

Idiopathische Lungenhämosiderose

Lungenfibrosen
Boecksches Sarkoid
Chronische Formen von Allergischer Alveolitis, s.o.
Hamman-Rich-Syndrom
Strahlenpneumonitis
Waben- oder Zystenlunge
Medikamente: Zytostatica, Amiodarone

Extrapulmonale Prozesse

Mediastinal: Tumoren, Lymphome, Aortenaneurysma
Pleural: Pleuritiden, einschl. Pleuraempyem mit Bronchialfistel
Malignes Pleuramesotheliom

Nervale Störungen

Entzündliche Prozesse im äußeren Gehörgang
Psychoneurosen

Grundprogramm

Anamnese

Jetzige Beschwerden, mögliche Begleiterscheinungen: Herzschmerzen, spontan und bei Belastung? Atemnot bei Anstrengungen? Nächtliche Atemnotanfälle? Sehstörungen? Schwindel? Kopfschmerzen? Durchgemachte Schlaganfälle oder intermittierende zentralnervöse Ausfälle? Durst? Harnmenge? Nächtliches Wasserlassen? Rückenschmerzen? Muskelschwäche? Nasenbluten?

Ursächliche Faktoren: Nieren- und Harnwegserkrankungen? Infekte in letzter Zeit? Blasenkatheteranwendungen? Schwangerschaft? Diabetes? Gicht? Herzklappenfehler bekannt? Blutdruck bei früheren Untersuchungen?
Kopfschmerz- und Asthmamittel? Antihypertonika? Andere Medikamente? Kochsalzverbrauch?
Familie: Bei Geschwistern, Eltern und anderen Verwandten Vorkommen von: Hochdruck, Herzinfarkt, Schlaganfall, Gicht, Diabetes?

Befund

Kardiologischer Status: Blutdruckmessung an beiden Armen. Kontrolle nach Entspannung. Pulsfrequenz und Rhythmus? Herzspitzenstoß verlagert, hebend? Perkutorische Orientierung über Herzgröße. Herzgeräusche, Extratöne? 2. Herzton im 2. ICR. akzentuiert? Stauungszeichen: Rasselgeräusche über den abhängigen Lungenpartien? Zyanose? Halsvenenstauung, Leberschwellung, Ödeme?

Angiologischer Status: Pulstastung an allen typischen Stellen mit Vergleich der oberen und unteren Körperhälfte. Auskultation über den großen Arterienstämmen, insbes. über der Aorta abdominalis und der Nierenregion ventral und dorsal.

Schilddrüse: Palpation und Auskultation.

Harntrakt: Palpation der Nieren soweit möglich. Nierenschlagschmerz? Palpation und Perkussion zum Ausschluß einer Blasenvergrößerung.

Zentralnervensystem: Neurologischer Übersichtsstatus, dabei Prüfung der Muskelkraft.

Technische Verfahren

Labor: Blutsenkung, Blutbild, Urinstatus mit Sediment.
Blutserum: Kreatinin, Harnsäure; Elektrolyte: Natrium, Kalium, Kalzium, Chlor; Cholesterin, Neutralfett; Glukose; Gesamteiweiß, Elektrophorese.

Elektrokardiogramm: Standard- und Brustwandableitungen, ggf. Bestimmung des Hypertrophie-Index nach Sokolow.

Röntgen: Thoraxaufnahme.

Augenhintergrundspiegelung

Sonographie des Abdomens, insbesondere der Niere und ableitenden Harnwege.

Indikationen für gezielte Untersuchungen

Unterschiedliches Vorgehen je nach Altersgruppe: Unter ca. 40 Jahre	Eine einmalige gründliche Abklärung, ob eine sekundäre Hypertonie vorliegt, insbes., wenn möglich, mit Digitaler Subtraktionsangiographie, sonst mit Nephrangiotomographie oder Urographie
Über ca. 40 Jahre	Zunächst Versuch einer medikamentösen Therapie. Weitere Diagnostik nur nach eigener Indikation
Eiweiß im Urin positiv	Messung der Ausscheidung g/24 Std
Streifentest auf Leukozyten und/oder Erythrozyten positiv	Quantitative Erfassung der Zellausscheidung in 1 bzw. 24 Std, „Addis-Count"
Bakterien im Sediment, Leukozyturie, bei Männern	Mittelstrahlurin, Kultur, Keimzählung
Mittelstrahlurin nicht steril, Verdacht auf Harnwegsinfektion	Blasenpunktion, Kultur, Keimzählung
Bakteriurie und Leukozyturie bei Frauen, Verdacht auf Harnwegsinfektion	Blasenpunktion, Kultur, Keimzählung

Kreatinin im Serum über 1.4 mg%	Quantitative Bestimmung der Nierenfunktion mit Clearance-Methoden für die Praxis in der Regel überflüssig
Zweifelsfragen über Nierenfunktion bei Kreatinin bis 1.4 mg%	β_2-Mikroglobulin im Serum (von Kooperation unabhängig) Durstversuch, maximal 24 Std., Messung der Osmolarität des Harns
Exakte Aussagen über Glomerulumfiltrat erforderlich	Clearancebestimmung: ^{51}Cr-EDTA, Inulin, PAH
Kalium i. S. unter 3.4 mval/l	Überprüfen der Anamnese auf Gebrauch von Laxantien, Diuretika, auf Durchfälle Kontrolle der Serumelektrolyte Messung der K-Ausscheidung im Urin/24 Std unter normaler Kochsalzzufuhr
Kaliumausscheidung im Urin über 30 mval/24 Std	Probatorische Behandlung mit 4 × 100 mg Spironolacton/Tag, Elektrolytkontrolle nach 1 Woche, ob Normalisierung eintritt
Anhaltender Verdacht auf Hypermineralokortizismus	In einem entsprechenden Zentrum: Aldosteronausscheidung im Urin Plasma-Renin-Bestimmung, systemisch und seitengetrennt Angiographie, wenn möglich mit digitaler Subtraktionsangiographie Computertomographie

Blutdruckkrisen, paroxysmale Kreislaufsymptome, anhaltend ungeklärter Dauerhochdruck, Stoffwechselsteigerung ohne echte Hyperthyreose	3 × Vanillinmandelsäure im 24 Std-Urin im Abstand von 3 Tagen Nur im Zweifel Katecholamine im 24 Std-Urin und in Einzelportionen nach Anfällen (Sympathikomimetika und α-Methyldopa vermeiden)
Anhaltender Verdacht auf Phäochromozytom	Computertomographie Digitale Subtraktionsangiographie
Verdacht auf Cushing-Syndrom	Bestimmung der 17-Hydroxy-Kortikosteroide im 24 Std-Urin Plasma-Cortisol-Spiegel mit Tagesprofil Cortisol-Suppressionstest mit Dexamethason
Cushing-Verdacht bestätigt	Lokalisatorische Differenzierung: Röntgenaufnahme des Schädels, der Sella, möglichst CT Digitale Subtraktionsangiographie Suche nach Tumoren, insbes. der Bronchien
Hyperthyreose-Verdacht – s. S. 231	
Pulsdifferenz zwischen oberer und unterer Körperhälfte	Thoraxaufnahme nach Rippenusuren absuchen Auskultation über dem dorsalen Thorax Vergleichende Blutdruckmessung an Armen und Beinen, Oszillogramm Aortographie bei Operationsfrage (Digitale Subtraktionsangiographie)

Paraprotein im Elektrophoresediagramm	Immunelektrophorese
Tonsillitis in letzter Zeit	Antistreptolysintiter
Ungeklärtes Fieber oder stark erhöhte Blutsenkung	Nachweis antinukleärer Faktoren (in einem Speziallabor)
Harnsäure im Serum über 6.5 mg% bei Männern, über 6.0 mg% bei Frauen	Nach Tophi suchen, Ohrrand nachprüfen Röntgenaufnahme verdächtiger Gelenke
Erythrozyten über 6 Mill./mm^3	Blutausstrich; Zählung von Retikulozyten und Thrombozyten. Hämatokrit Sternalpunktion
Verdacht auf Harnstauungsniere	Digitale Subtraktionsangiographie bzw. Nephrangiotomographie, Computertomographie
Verdacht auf obstruktive Uropathie der unteren Harnwege	Urologisches Konsil
Nachweis einer Nierenarterienstenose durch DSA oder andere Angiographie, bei ev. operativen Folgerungen: Alter unter ca. 45 Jahre, fixierter und schlecht behandelbarer Hochdruck, Glomerulumfiltrat über 50 ml/min, keine allgemeinen Kontraindikationen gegen eine Operation	Seitengetrennte Isotopen-Clearence
Bestärkter Verdacht auf operable Nierenarterienveränderung	Systemische und seitengetrennte Reninbestimmung durch Venenkatheter

Liste der Krankheiten und Syndrome

Renale Hypertonie

Intrarenal

Glomerulonephritiden, einschl. Goodpasture- und Alport-Syndrom, Morbus Schönlein-Henoch
Chronische Pyelonephritis
Primär vaskuläre Nierenleiden: Periarteriitis nodosa, Kollagenosen, Arteriolosklerose (Nephrangiosklerose)
Diabetische Glomerulosklerose
Zystennieren
Schwangerschaftsnephropathie: EPH-Syndrom und Aufpfropfgestosen
Phenazetinniere (Chronische interstitielle Nephritis)
Nierentuberkulose
Nierentumoren
Nierentrauma und -kompression
Gichtniere
Amyloidniere
Plasmozytomniere
Perinephritis und Strahlenfibrose oder Niere
Bleiniere
Nierenmißbildungen, Hypoplasie

Postrenal

Hydro- und Pyonephrosen
Nephro- und Urolithiasis
Ureterkompression- und -striktur, Vas aberrans
Nierendystopie
Prostatahypertrophie und andere obstruktive Uropathien

Renovaskuläre Hypertonie

Stenosen und Thrombosen der Aorta abdominalis
Stenosen und Verschlüsse der A. renalis und ihrer Äste

Arteriosklerose, Arteriitis
Thrombotische und embolische Verschlüsse
Kompressionen, Aneurysmabildungen
Kongenitale Veränderungen
Stenose einer atypischen Nierenarterie
Arterio-venöse Fistel der A. renalis
Angiom

Kardiovaskuläre Hypertonie

Aortenisthmusstenose (mit Varianten)
Aortenklappeninsuffizienz
Aortensklerose („Windkesselhypertonie")
Hyperkinetisches Herzsyndrom
Hochgradige Bradykardie: Sinusbradykardie, a-v-Block
Arteriovenöse Fistel, Morbus Paget
Persistierender Ductus Botalli
Polyzythämie
Stauungshochdruck

Endokrine und medikamentöse Hypertonie

Phäochromozytom und -blastom: Anfalls- und Dauerhypertonie, auch metabolisches Syndrom
Sympathikus-Tumoren
Nebennierenmarkhyperplasie
Cushing-Syndrom: Exogen, adrenal, hypophysär und paraneoplastisch
Primärer hypokaliämischer Hyperaldosteronismus, Conn-Syndrom
Hyperthyreose
Akromegalie
Adrenogenitales Syndrom
Medikamente, insbes. Lakritzpräparate, Carbenoxolon
Kombination von MAO-Hemmern und Käsegenuß

Neurogene Hypertonie

Erhöhter Sympathikotonus bei Erregung, Angst, Schmerz, z. B. Myokardinfarkt, Steinkolik, tabische Krise
Hirndrucksteigerung durch Trauma, Blutung, Tumor

Zerebrale entzündliche Prozesse: Enzephalitis, Meningitis, Poliomyelitis
Polyneuritis, insbes. bei Porphyrie, Thallium, Blei
Kohlenmonoxyd-Vergiftung
Pressorezeptorenausschaltung: Aortenbogensyndrom, Karotissinusausfall

Essentielle Hypertonie

Grundprogramm

Anamnese

Gegenwärtige Beschwerden: Dauer der Gelbsucht? Vorstadium mit Appetitlosigkeit, allgemeiner Leistungsminderung? Unverträglichkeit von Speisen, insbes. Fett, Alkohol, von Nikotin? Farbe des Stuhlgangs, des Urins?

Mögliche Begleiterscheinungen: Oberbauchschmerzen, kolikartig oder anhaltend? Druck- und Völlegefühl? Völlige Schmerzlosigkeit? Fieber? Übelkeit und Erbrechen, insbes. Bluterbrechen am Morgen? Teerstuhl? Gewichtsverlust? Gelenkschmerzen? Juckreiz? Durst? Durchfälle, Verstopfung oder beides im plötzlichen Wechsel? Vermehrte Blähungen? Potenzstörungen? Nachtblindheit? Geruchsstörungen?

Ursächliche Faktoren: Frühere Gelbsuchten, Baucherkrankungen, Gallenleiden? Vorausgegangene Bluttransfusionen oder Injektionen? Kontakt mit Gelbsuchtkranken? Auslandsreisen? Muschelverzehr? Kontakt mit Hunden, Ratten? Alkoholkonsum? (Ggf. auch Fremdanamnese!) Medikamenteneinnahme (insbes. Oxyphenisatin, α-Methyldopa)? Chemikalien? Pilze? Schwangerschaft?

Befund

Allgemein: Bewußtseinslage? Fieber? Foetor hepaticus? Tremor?

Inspektion der Haut und Schleimhäute: Intensität des Ikterus? Farbton: Flavin-, Rubin- oder Verdinikterus? Vermehrtes Hautpigment? Akne vulgaris? Anämie? Hautblutungen? Stichstellen von Injektionen? Kratzeffekte?
Spidernaevi, insbes. im Gesicht, am Halsansatz, an den Armen? Palmar- und Plantarerythem? Mundwinkelrhagaden? Glatte rote

Zunge? Parotisschwellung? Xanthelasmen? Xanthome, insbes. am Gesäß, Knie, Ellenbogen? Dupuytren-Kontraktur an den Händen? Uhrglasnägel? Weißnägel?
Gynäkomastie? Verminderung der Axillarbehaarung? Bauchglatze bzw. weiblicher Behaarungstyp bei Männern? Hodenatrophie? Venenerweiterungen an der Bauchwand?

Palpation des Abdomens: Aszites? Meteorismus? Leber: Größe und Form? Konsistenz? Beschaffenheit von Rand und Oberfläche? Umschriebene Knotenbildungen? Gallenblase als prallelastische Resistenz fühlbar? Druckempfindlichkeiten? Milz: Tastbarkeit? Ggf. Größe, Form und Konsistenz? Allgemeine Lymphome?

Rektale Palpation: Äußere Hämorrhoidenbildung? Pathologischer Tastbefund? Ggf. Farbe von Stuhlgangresten am Handschuh beachten.

Technische Verfahren

Labor: Urinstatus mit Bilirubin und Urobilinogen. Blutsenkung, Blutbild. Bilirubin im Serum. Quicktest.
Fermente: GOT, GPT, γ-GT, alkalische Phosphatase.
Serumeiweiß und Elektrophorese.

Indikationen für gezielte Untersuchungen

Übergeordnete Screeningmethode, auf die höchstens bei eindeutiger Hepatitis verzichtet werden kann	Sonographie des Abdomens
Ikterus mit gefärbtem Stuhl, ohne Bilirubin im Urin, Verdacht auf hämolytischen Ikterus	Überprüfen des körperlichen Befundes auf hämorrhagische Diathese und Blutungen durch Trauma oder in Körperhöhlen Sonographie, insbes. der Milz Abklärung einer hämolytischen Anämie – s. S. 17 Abklärung einer hämorrhagischen Diathese – s. S. 120
Verdacht auf Hepatitis	HB_s-Antigen HB_s-, HB_c- und HA-Antikörper (IgM-HAV)
Verdacht auf Hepatitis, mit Fieber, ohne sonographisch gestaute Gallenwege	Lymphknotenregionen überprüfen Blutbild mit Ausstrich Mononukleosetest
Ikterus mit Fieber, Meningismus und/oder Exanthemen	Liquoruntersuchung Urinstatus kontrollieren Blutkultur auf Leptospirose, nach 8 Tagen Agglutinations-Lysis-Test

Akuter Ikterus ohne sonographisch gestaute Gallenwege, nicht dem typischen Bild einer Hepatitis entsprechend	Anamnese überprüfen, ggf. Fremdanamnese bez. Alkoholkonsum, Intoxikationen und Chemikalienkontakt, Medikamente Rechtsherzinsuffizienz ausschließen Venenstauung der unteren Körperhälfte ausschließen
Ikterus mit Bewußtseinsstörungen	Überprüfen eines ev. Foetor hepaticus, eines Tremor; Schriftbild festhalten Oesophagusvarizenblutung ausschließen Globalgerinnungstest PTT und Quicktest, mit Verlauf Serum: Elektrolyte, Säure-Basen-Status, Ammoniak
Chronischer oder rezidivierender Ikterus ohne sonographisch gestaute Gallenwege	Überprüfung der Anamnese bez. Alkoholkonsum, der körperlichen Befunde in Hinblick auf ev. Zirrhosezeichen Serum: Eisen und Kupfer HB-Antigene und HA- und HB-Antikörper, auch mit HB_e-Antigen Verlaufstendenz von Fermenten und Quicktest Röntgen: Zwerchfellstand und -beweglichkeit. Endoskopie: Oesophagusvarizen? Falls nicht möglich Röntgen-Oesophagusbreipassage Laparoskopie mit Biopsie zur Initialklärung, Verlaufskontrollen auch durch Blindbiopsie

Verdacht auf biliäre Zirrhose	IgM-Globuline Antimitochondriale Antikörper Laparoskopie Im Zweifel ERCP
Tumorverdacht bei chronischem Leberleiden	α-Fetoprotein Computertomographie
Verdacht auf Hämochromatose	Glukosestoffwechsel überprüfen, im Zweifel oraler Glukose-Toleranz-Test Eisen und Kupfer im Serum Ferritin Transferrin-Sättigung Eisenfärbung in Biopsie-Präparaten aus Leber und Magenschleimhaut
Verdacht auf Morbus Wilson	Eisen und Kupfer im Serum Ferritin Coeruloplasmin Laparoskopie mit Biopsie
Ikterus mit erhöhter alkalischer Phosphatase ohne sonographisch gestaute Gallenwege, Verdacht auf Medikamentenikterus	Medikamentenanamnese überprüfen, ggf. Auslaßversuch Fremdanamnese bez. Alkoholkonsum Gravidität ausschließen Körperlichen Befund überprüfen bzw. Tumoren, insbes. Tastbefund der Leber und Gallenblase Serumfermente: LDH Im Zweifel: ERCP, Computertomographie

Ikterus mit sonographisch gestautem Gallengang ohne Fieber	ERCP→Papillotomie? Computertomographie Chirurgisches Konsil zur Abklärung einer Operationsindikation
Ikterus mit Fieber bei sonographisch gestautem Gallengang	ERCP, ggf. Papillotomie Blutkultur Antibiotische Therapie längstens 3–5 Tage Computertomographie Chirurgisches Konsil: Abklärung einer Operationsindikation Perkutane transhepatische Cholangiographie (PTC) unter Op.-Bereitschaft

Liste der Krankheiten und Syndrome

Prähepatisch

Hämolyse s. Hämolytische Anämien S. 120

Blutungen
Traumatische Blutungen
Hämorrhagische Diathese – s. S. 120
Große Infarkte der Lungen oder Milz
Spontane Blutungen in Körperhöhlen, s. Kollaps/Schock S. 169

Intrahepatisch

Ohne Cholostase
Akut entzündlich
- Hepatitis, A, B und NonA-NonB
- Leptospirosen, insbes. M. Weil
- Mononucleosis infectiosa (Pfeiffersches Drüsenfieber)
- Zytomegalie
- Weitere Infekte: Malaria, Typhus abdominalis, Pneumonie, Gelbfieber, Rickettsiosen
- Leberabszeß einschl. Amöbenabszeß
- Graft-versus-host-Krankheit bei Immunsuppression und Bluttransfusion

Chronisch entzündlich
- Persistierende Hepatitis
- Aggressive Hepatitis einschl. sog. lupoide Hepatitis
- Chronisch-nekrotisierende Hepatitis
- Oxyphenisatin-Hepatitis

Mit bindegewebigem Umbau
  Portale mikronoduläre Leberzirrhose
  Postnekrotische makronoduläre Leberzirrhose
  Hämochromatose, primär und sekundär
  Wilsonsche Krankheit
Toxisch
  Akute alkoholische Hepatose
  Knollenblätterpilz-Vergiftung
  Chemikalien: Tetrachlorkohlenstoff, Phosphor, Paraquat
  Medikamente: Halothan, Zytostatika, Antiepileptika,
  Oxyphenisatin, α-Methyldopa, Ajmalin
  Akute Schwangerschaftsfettleber
Zirkulatorisch
  Kardiale Stauungsleber
  Thrombose der Lebervenen (Budd-Chiari-Syndrom)
Traumatisch (Hämobilie)
  Leberruptur
  Punktionskomplikation mit falschem Aneurysma
  Leberhämatom (Contusio hepatis)
Sog. funktionelle Störungen
  Ikterus neonatorum
  M. Meulengracht (posthepatitische Hyperbilirubinämie)
  Dubin-Johnson- und Rotor-Syndrom

Mit Cholostase
Cholostatische Verlaufsform der akuten Hepatitis
Drogenikterus, insbes. Tuberkulostatika, Largactil
Akute alkoholische Hepatose
Idiopathische cholostatische Schwangerschaftshepatose
Chronische Choangiolitis, primäre biliäre Zirrhose
Paraneoplastische Hepatitis
Amyloidose

Posthepatisch

Intrakanalikulär
Cholelithiasis im Ductus choledochus und hepaticus einschl. Ventilsteine
Cholangitis
Papillenstenosen
Tumoren
Parasiten, insbes. Askariden
Mißbildungen

Extrakanalikulär
Pankreaskopfkarzinom
Metastasenleber
Leberzellkarzinom
Benigne komprimierende Tumoren
Kompression des Choledochus durch Zystikusstein (Mirizzi-Syndrom)

Gallige Peritonitis

Pseudoikterus, insbes. durch Karottenkost, Atebrin, Azulfidine

Grundprogramm

Anamnese

Gegenwärtige Beschwerden: Entwicklung und Ausbreitung der Schmerzen? Anhaltendes Bestehen oder Belastungsabhängigkeit?

Mögliche Begleiterscheinungen: Appetitlosigkeit, Gewichtsabnahme? Fieber? Durst, vermehrte Harnmenge? Muskelschwäche? Veränderung der Körpergröße, des Hutumfangs?

Ursächliche Faktoren: Trauma von adäquatem Charakter? Chronische Diarrhoe? Obstipation, Abführmittelgebrauch? Ernährungsgewohnheiten? Ausreichende Sonnenlichtexposition? Abnorme Immobilisierung? Schwangerschaften?
Vorkrankheiten, insbes. chronische Leiden von Bronchien, Prostata, Magen, Niere? Frühere Operationen und Bestrahlungen? Knotenbildung in der Brust? Tuberkulose? Magenulkus, Leberzirrhose, Pankreatitis? Nierensteinleiden?
Medikamente, insbes. Kortikoide, Vitamin D, AT 10?

Befund

Lokal: Verformungen, abnorme Stellung und Beweglichkeit? Krepitation? Lokalschmerz bei Druck, Stauchung und Bewegung? Umschriebene Erhöhung der Hauttemperatur?

Sonstiges Knochensystem: Kompressionsschmerz des Thorax, des Beckens? Erhöhte Biegbarkeit der Rippen? Querfalte am Bauch im Stehen? Abstand zwischen Brustkorb und Becken? Körpergröße messen und mit früheren Werten vergleichen.

Allgemeinbefund: Lymphome? Hinweise auf Tumorleiden, insbes. im Bereich der Mamma, der Schilddrüse? Rektale Palpation der Pro-

stata. Chvostek- und Trousseausches Zeichen? Blaue Farbe der Sklera? Auffällige Facies? Trommelschlegelfinger?
Arterien: typische Pulse palpieren, über den großen Stämmen auskultieren.

Technische Verfahren

Labor: Blutsenkung, Blutbild, Urinstatus. Im Serum: Gesamteiweiß und Elektrophorese, Kalzium, Phosphor, alkalische Phosphatase, Kreatinin, Harnsäure, γ-GT.

Röntgen: Thoraxaufnahme. Lokale Skelettaufnahme.

Indikationen für gezielte Untersuchungen

Röntgenaufnahme unsicher	Tomographie Knochenszintigraphie
Kreatinin i. S. erhöht	Elektrolytstatus Säure-Basen-Status Ausschluß einer obstruktiven Uropathie
Fieber, Verdacht auf Osteomyelitis	Blutkultur, ggf. wiederholt Knochenszintigraphie bei zweifelhaften Röntgenbefunden
Lues-Verdacht	TPHA, ggf. auch Cardiolipin-T.
Prostata verdächtig	Prostataspezifische Phosphatase

Verdacht auf Metastasen bei fehlendem oder unsicherem Röntgenbefund	Allgemeine Tumorsuche Kein Kontrastmittel vor Ausschluß eines Schilddrüsen-Karzinoms! Knochenszintigraphie, im Zweifel bei Fortbestand der Beschwerden mit Kontrollen nach 6 Wochen, 3 und 6 Monaten Beckenkammbiopsie
Rezidivierende Kalzium-Phosphat-Urolithiasis, Hyperkalzämie, Hyperkalkurie, generalisierte osteoporotische Veränderungen, ungeklärte Spontanfrakturen	Mehrfache Kontrollen des Kalzium im Serum Parathormon-Bestimmung (RIA)
Verdacht auf M. Paget	Lokale Erwärmung der Haut über betroffenen Regionen überprüfen Kardiologischer Status: Anhalt für überhöhtes Herzzeitvolumen, Herzinsuffizienz? Bei unsicheren Röntgenbefunden: Knochenszintigraphie
Hypokalzämie	Tetanische Symptome überprüfen Schilddrüsenoperation in der Anamnese? Malabsorption ausschließen Niereninsuffizienz ausschließen
Unklare umschriebene Knochenveränderungen in den Extremitäten	Angiographie

Liste der Krankheiten und Syndrome

Traumatisch
Frakturen bei adäquater Gewalteinwirkung
Subperiostale Hämatome
Spontanfrakturen bzw. Frakturen bei inadäquater Gewalteinwirkung

Posttraumatisch
Sudeck-Syndrom

Entzündlich
Osteomyelitis einschl. Brodie-Abszeß und metastatisch-bakterieller Herdbildung, insbes. bei Typhus, M. Bang
Infektionskrankheiten ohne nachweisbare Herdbildung, insbes. Wolhynisches Fieber
Knochentuberkulose
Lues (II, III und kongenital)

Nutritive, hormonale und degenerative Störungen
Osteomalazie, Rachitis
Osteoporose
Hyperparathyreoidismus, primärer
Renale Osteopathie (sekundärer Hyperparathyreoidismus)
Paraneoplastische Hyperkalzämie (Pseudo-Hyperparathyreoidismus)
Ostitis deformans Paget
Hypertrophische Osteoarthropathie, insbes. bei pulmonalen entzündlichen und neoplastischen Prozessen
Knocheninfarkte
Arterielle Verschlußkrankheit, Hyperlipidämie, Luftembolie
Aseptische Knochennekrosen
Perthes (Hüfte), Köhler I und II (Hand), Osgood-Schlatter (Tibia), Scheuermann (Wirbelsäule)

Hyperkortizismus, insbes. Kortikoidtherapie
Speicherkrankheiten
Hand-Schüller-Christian-Syndrom, Eosinophiles Granulom, M. Gaucher
Osteochondrosen und Spondylosen

Maligne Tumoren
Metastasen, insbes. von Bronchien, Magen, Niere, Prostata, Mamma und Thyreoidea
Primäre Knochentumoren, Sarkome
Plasmozytom
Maligne Lymphome
Leukämie

Benigne Tumoren
Riesenzelltumoren und Knochenzysten
Fibrome, Enchondrome, Osteome, Kartilaginome
Exostosen

Rückenschmerzen – s. S. 221

Gelenkschmerzen – s. S. 114

Grundprogramm

Anamnese

Gegenwärtige Beschwerden: Schwäche, Unfähigkeit zu stehen? Schwarzwerden vor den Augen? Durst? Unruhe? Atemnot?

Mögliche Begleiterscheinungen: Benommenheit, Bewußtlosigkeit? Krämpfe? Verminderte Harnausscheidung? Wann zuletzt Blasenentleerung? Blutungsneigung? Starker Stuhldrang?

Ursächliche Faktoren: Verletzungen, Blutungen, Operationen, Verbrennungen? Schwangerschaft, Abort? Herzschmerzen?
Auslösung durch: Hitze, Stehen, Anstrengung, Schwitzen, Durchfall, Erbrechen, Dursten, große Urinausscheidung? Erregung, Angst, Schreck? Besondere Kopfbewegungen, Druck auf den Hals?
Vorbestehende Krankheiten, insbes.: Herzleiden, Herzinfarkt, Herzunregelmäßigkeiten, erhöhter Blutdruck? Venenthrombose? Infektionskrankheiten, Fieber?
Diabetes? Maligne Tumoren? Leberzirrhose, Magen- und Duodenalulkus? Teerstühle? Sonstige Schmerzen, insbes. im Bauch?
Medikamente: insbes. Antihypertonika, Diuretika, Schlaf- und Beruhigungsmittel, Antirheumatika, Antikoagulantien?

Befund

Allgemein: Bewußtsein klar? Unruhe oder Lethargie? Blässe, Zyanose, Ikterus, hämorrhagische Diathese? Dyspnoe, Atemfrequenz und -typ? Körpertemperatur?

Beurteilung der Schwere des Symptoms: Pulsfrequenz und -qualität (unter Vergleich der Leisten- und Radialispulse und der Herzaktion)? Blutdruck? Hauttemperatur an den Akren? Schweißbildung? Prüfung der Elastizität einer Hautfalte. Zungenfeuchtigkeit? Beobachtung der Kapillarfüllung nach Kompression eines Fingernagels im Vergleich zum eigenen.

Suche nach ursächlichen Veränderungen: Äußere Verletzungen, sichtbare Blutungen, Frakturen? Azetongeruch der Atemluft? Herzgröße, -töne und -geräusche? Rhythmusstörungen? Vergleich der Pulse an beiden Armen und Beinen. Venenfüllung am Hals und an den Extremitäten? Schwellung, Verfärbung, Venenprominenz und Schmerzhaftigkeit an den Beinen?
Differenz von Klopfschall und Atemgeräusch über den Lungen? Bauchdeckenspannung, Druckschmerz, Meteorismus?

Technische Verfahren

Labor: Blutsenkung, Blutbild mit Hämatokrit; Urinstatus; Blutzucker, Kreatinin, Quicktest, PTT

Elektrokardiogramm

Röntgen: Thorax-Aufnahme

Indikationen für gezielte Untersuchungen

Blutungen	– s. Bluterbrechen S. 47, Blut im Stuhl S. 55, Hämorrhagische Diathese S. 120
Verdacht auf intraabdominelle Blutung	Diagnostische Peritoneallavage
Schwerere und anhaltende Symptome eines Kreislaufversagens	Zentraler Venendruck Verlaufskontrollen von: Hämoglobin, Hämatokrit, Säure-Basen-Status, PO_2 Quick, PTT, Thrombozyten, Fibrinogen, ggf. Reptilasezeit Bluteiweißbild Laktat
Abdominalschmerzen – s. S. 1	
Verdacht auf Aneurysma dissecans	Ultraschall-Echokardiographie bzw. Sonographie
Unklares Fieber	Blutkultur, ggf. wiederholt
Diarrhoe – s. S. 76	
Orthostatisches Syndrom	Schellong-Versuch, ggf. mit Ekg
Störung der Schweißsekretion	Ninhydrin-Test nach Moberg
Medikation mit Antihypertonika, Diuretika	Auslaßversuch

Liste der Krankheiten und Syndrome

Vermindertes Füllungsvolumen des Kreislaufsystems

Blutverluste

Nach außen bzw. in Ausscheidungen sichtbar
- Traumatische Blutungen
- Spontane Blutungen, insbes. Bluterbrechen, S. 47, Blut im Stuhl, S. 55

Nach innen, nicht oder zunächst noch nicht sichtbar
- Frakturen, Quetschungen
- Organrupturen durch Trauma
- Punktionsverletzungen
- Spontanblutungen
  - Gastrointestinal, insbes. Magen- und Duodenalulkus – s. S. 47
  - Spontanhämatothorax
  - Aneurysmarupturen, Aneurysma dissecans
  - Milzruptur bei Morbus Pfeiffer
  - Antikoagulantienblutungen
  - Gynäkologische Blutungen, insbes. Extrauteringravidität, Ovarialzystenruptur

Verminderung der zirkulierenden Blutmenge durch lokale Stauungen
- Akute Thrombosen großer Venen
- Knebelkollaps
- Kompression der Vena cava bei Gravidität
- Varikose, ggf. in Kombination mit Orthostase

Vorwiegende Plasmaverluste

Verbrennung
Peritonitis
Pankreasnekrose, Pankreatitis
Aszitespunktion; Entleerung von >1.5 l Pleuraerguß

Vorwiegende Wasser- und Elektrolytverluste

Diarrhoe – s. S. 76 u. 79
Ileus
Diabetisches Koma, ketoazidotisch und hyperosmolar
Hitzeschäden, Schwitzen, exzessive Diurese
Hyperkalzämie
Nebenniereninsuffizienz einschl. Addisonkrise

Veränderte Wandspannung des Gefäßsystems

Vergiftungen
Überdosierung von Antihypertonika
Fieber, Infektionen, insbes. Bakteriämien, Toxischer Schock
Bauch- und Hodentrauma
Perforation eines Hohlorgans
Anaphylaktischer Schock
Gravitation z. B. bei Fliegern
Orthostatisches Syndrom, ggf. in Kombination mit Hitze, Immobilisierung und anderen Faktoren
Muskelhypotonie, nach längerer Bettruhe, nach Anstrengungen
Varikose
Sympathektomie, Spinalanästhesie
Phäochromozytom
Neurologische Erkrankungen, insbes. Polyneuropathien
Asympathikotone Hypotonie (Shy-Drager-Syndrom)
Karotis-Sinus-Syndrom, einschl. Glossopharyngeus-Neuralgie,
Aortenbogensyndrom
Synkopale Anfälle
Valsalva, Hyperventilation, Husten-, Lach- und Miktionssynkopen
Psychogene Ohnmacht

Hindernisse im kleinen Kreislauf

Lungenarterienembolie
Fettembolie, Luftembolie
Spannungspneumothorax, Mediastinalemphysem
Traumatische Schäden: Zwerchfellruptur, Luxatio cordis mit Drosselung der Vv. cavae

Kardiogene Störungen der Auswurfleistung
Myokardinfarkt
Herzbeuteltamponade durch Blutung, Erguß
Ruptur eines Papillarmuskels, eines Klappensegels, des Septums
Ventilstörungen: Aortenstenose, Mitralstenose, Kugelthrombus im linken Vorhof, Myxom, Pulmonalstenose; HOCM
Myokarditis
Tachykarde Rhythmusstörungen
Bradykarde Reizbildungs- und Überleitungsstörungen
Medikamente, insbes. Betablocker

Grundprogramm

Anamnese

Gegenwärtige Beschwerden: Schmerzeintritt allmählich oder schlagartig? Unter besonderen Umständen, zu bestimmten Tageszeiten, vorwiegend bei Bettruhe? Häufigkeit: seit wann, wie oft wiederkehrend? Anfälle, Schmerzperioden? Jeweilige Schmerzdauer?
Vorauslaufende Erscheinungen, insbes. Sehstörungen, Schwindel?
Auslösende Faktoren: Ermüdung? Licht, Geräusche, Erschütterungen? Psychische Spannungen? Wetter? Besondere Kopfhaltungen? Essen und Trinken? Besondere Speisen, vor allem Käse, Schokolade, Eiscreme? Alkohol? Zusammenhang mit dem Menstruationszyklus?
Gibt es Umstände, die eine Verstärkung oder Abschwächung bewirken? Einfluß von Wärme und Kälte? Bei Frauen z. B. Verträglichkeit einer Heißlufthaube beim Friseur?
Lokalisation: insbes. Halbseitigkeit? Ausstrahlungen?
Schmerzcharakter: reißend, bohrend, brennend, pulsierend, dumpf, stechend, wühlend?

Mögliche Begleiterscheinungen: Fieber? Nackensteifigkeit? Schweres allgemeines Krankheitsgefühl? Übelkeit, Erbrechen? Doppelsehen? Gesichtsfeldausfälle? Lichtscheu, Flimmern vor den Augen?
Schwellung und Rötung im Gesicht? Tränen- und Nasensekretion? Vorübergehende, bleibende oder zunehmende Ausfälle des Nervensystems, insbes. der Sprache, von Kraft und Bewegungen, Gefühl und Koordination? Störung des Hörens?

Ursächliche Faktoren: Schädelverletzungen, jetzt und früher? Wäßriger Ausfluß aus der Nase nach früherem Schädelbasisbruch?
Ohrenleiden, Hörstörungen? Nebenhöhlenerkrankungen?
Bläschenausschlag im Gesicht, Gürtelrose?
Augenerkrankungen, Resultat einschlägiger Untersuchungen?

Allgemeines Krankheitsgefühl? Gewichtsabnahme? Geschwulstleiden, frühere Operationen, Bestrahlungen? Lungenerkrankungen, chronischer Husten? Rauchen?
Herzerkrankungen, Hochdruck? Nierenleiden? Schwangerschaft?
Diabetes mellitus? Alkoholkonsum (ggf. auch Fremdanamnese)?
Gewerbliche oder anderweitige Giftaufnahme? Medikamente?
Schmerz- und/oder Schlafmittelabusus? Antikoagulantien?
Familiäres Vorkommen von Kopfschmerzen?

Befund

Allgemein: Bewußtseinslage? Fieber? Dyspnoe? Zyanose? Plethora? Anämie? Ikterus?

Lokal: Nackensteifigkeit? Druck- oder Klopfempfindlichkeit der Schädelkalotte, des Mastoids, über den Nebenhöhlen? Hyperalgesie der Kopfhaut? Schmerzhafte Verdickung der A. temporalis? Ausfluß aus dem Gehörgang? Orientierende Hörprüfung, z. B. durch Uhr an der Ohrmuschel. Sichtbare Veränderungen im Bereich der Augen, Exophthalmus? Orientierende und vergleichende Tastung des Bulbusdrucks.

Neurologischer Status, insbes. Pupillenweite und -reaktion, Nystagmus, Prüfung der sonstigen Hirnnerven; Motorik, Reflexstatus, Sensibilität, Koordination und Sprache; Wesensveränderungen (ggf. ergänzt durch Fremdanamnese)?

Herz- und Kreislaufstatus: Pulsfrequenz, insbes. Bradykardie? Blutdruck. Herzgröße und -geräusche? Zeichen einer Stauungsinsuffizienz, insbes. Halsvenenstauung? Tastung der Pulse an allen typischen Stellen, Auskultation über den großen Arterienstämmen, insbes. am Hals.

Lunge: Hinweise auf chronische Bronchitis, Bronchiektasen, Bronchialkarzinom?

Weitere wichtige allgemeine Befunde: Hämorrhagische Diathese? Lymphome?

Technische Verfahren

Labor: Blutsenkung, Blutbild Urinstatus; Blutzucker, Kreatinin

Röntgen: Thoraxaufnahme

Elektrokardiogramm

Spiegelung des Augenhintergrundes

Indikationen für gezielte Untersuchungen

Nackensteifigkeit, Fieber – s. S. 199

Anfälle von Blutdruckerhöhung	Vanillinmandelsäureausscheidung im Urin
Schmerzhaftigkeit und Verdikkung der A. temporalis	Biopsie
Verdacht auf Erkrankung der Ohren und des Gleichgewichtsorgans, der Nebenhöhlen; systematische Untersuchung bei anhaltend ungeklärten Beschwerden	HNO-Konsil und ggf. Übernahme in fachärztliche Behandlung
Störungen des Kauapparates	Kieferorthopädisches Konsil
Verdacht auf Erkrankung der Augen; systematische Untersuchung bei anhaltend ungeklärten Beschwerden	Ophthalmologisches Konsil

Abnormitäten im neurologischen und psychischen Status; anhaltend ungeklärte Beschwerden	Neurologisches Konsil, ggf. Übernahme in fachärztliche weitere Diagnostik und Behandlung: Röntgenaufnahme des Schädels in 2 Ebenen Elektroenzephalographie Lumbalpunktion (cave bei Stauungspapille!)
Verstärkter Verdacht auf raumfordernde Prozesse, anhaltend ungeklärte, insbes. progrediente Erscheinungen	Computertomographie (CT)
Indikationsstellung zu einem operativen Eingriff, sofern nicht vom Allgemeinbefund kontraindiziert	Zerebrale Angiographie der A. carotis und der A. vertebralis durch Aortenbogenkatheter (Ggf. Kernspin-Tomographie)
Verdacht auf Subarachnoidalblutung	Computertomographie Angiographie
Verdacht auf Migräne	Erneute Überprüfung der Anamnese, insbes. in Hinblick auf: Prodromi, Anfallscharakter, Halbseitigkeit (allerdings nicht obligat!), Lärm- und Lichtempfindlichkeit, Übelkeit auf dem Höhepunkt des Anfalls, Erbrechen bringt Erleichterung, familiäres Vorkommen.

Liste der Krankheiten und Syndrome

Lokale Ursachen

Intrakranial

Raumfordernde Tumorbildungen
- Primäre maligne Tumoren
- Metastasen
- Benigne Tumoren einschl. Zysten, Hämangiome
- Flottierende intraventrikuläre Tumoren mit intermittierendem Hydrozephalus
- Zystizerkose

Entzündungen
- Meningitiden – s. S. 199
- Enzephalitis
- Hirnabszeß, fortgeleitet und metastatisch
- Meningitis luica
- Multiple Sklerose

Vaskuläre Prozesse
- Enzephalomalazie durch Ischämie, Thrombose und Embolie
- Passagere Ischämien durch arterielle Stenosen und Verschlüsse
- Sinusthrombose
- Aneurysmen

Blutungen
- Epidural
- Subdural, einschl. Pachymeningitis haemorrhagica interna
- Subarachnoidal
- Intrazerebral, einschl. Einbruch in den Ventrikel und Subarachnoidalraum

Trauma: Commotio und Contusio cerebri

Liquorproduktionsstörungen
- Hydrocephalus hypersecretorius
- Nach Punktion; Liquorfistel zur Nase
- Aliquorrhoe

Funktionell
- Menière-Syndrom
- Migräne, einschl. Formen mit begleitenden Ophthalmoplegien und anderen passageren Ausfällen
- Bing-Horton-Syndrom (Histaminkopfschmerz, Cluster-Kopfschmerz)

Extrakranial

Vaskulär: Arteriitis temporalis (Riesenzellarteriitis)

Ossär
- Tumorbildungen im Schädelknochen
- Knochenlues (Dolores osteocopi nocturni)

Hals und Nacken
- Osteochondrose und Spondylose der Halswirbelsäule

Augen, siehe Fachliteratur, insbes.:
- Glaukom, akut und chronisch
- Iridozyklitis
- Neuritis optica
- Refraktionsanomalien
- Akkommodationsstörungen

Hals-Nasen-Ohren-Krankheiten, siehe Fachliteratur, insbes.:
- Nebenhöhlenentzündungen, Zahneiterungen
- Mittelohrentzündungen
- Nasenpolypen

Neuralgien
- Symptomatische Formen durch Tumorwachstum und lokale Schäden
- Idiopathische Neuralgien
  - Trigeminus
  - Glossopharyngeus
  - N. sphenopalatinus

Allgemeine Ursachen

Intoxikationen und Stoffwechselstörungen

Exogen
- Alkoholabusus
- Schlafmittel- und Phenazetinabusus

Kohlenmonoxydvergiftung (auch durch exzessives Rauchen)
Methämoglobinbildung
Kohlendioxydstau, schlechte Raumventilation
Gifte: insbes. Blei, Tetrachlorkohlenstoff, Nitrite
Medikamente: insbes. Nitroglyzerin

Endogen
Urämie
Cholämie
Diabetische Azidose
Hypoglykämie

Infektionen, insbesondere

Typhus abdominalis
Sepsis
Tuberkulose

Herz- und Kreislauferkrankungen

Hypertonie
Hypotonie einschl. Kollaps – s. S. 169
Hypoxämien
Rechtsherzinsuffizienz
Phäochromozytom und paroxysmale Blutdruckkrisen

Allgemeinerkrankungen

Nephritis
Polyzythämie, primär und sekundär
Anämien – s. S. 17
Hämorrhagische Diathese – s. S. 120
Hypothyreose
Obstipation (?)

Funktionelle Störungen

Belastungen: Lärm, Schlaflosigkeit, Hunger, Menstruation, Wetter
Larvierte endogene Depression
Psychische Spannungen

Idiopathischer Kopfschmerz (Cephalea vasomotorica)

Grundprogramm

Anamnese

Gegenwärtige Beschwerden: Druck und Völlegefühl im Oberbauch? Gelbsucht? Farbe von Urin und Stuhl? Schmerzen, anhaltend oder kolikartig? Verträglichkeit von Fett, Alkohol, Rauchen?

Mögliche Begleiterscheinungen: Fieber? Appetitlosigkeit, Übelkeit, Erbrechen, Gewichtsverlust? Durchfall, Verstopfung? Neigung zu Blähungen? Müdigkeit, Konzentrationsschwäche? Schwitzen? Juckreiz? Durst? Kollapsneigung? Potenzstörungen? Gelenkschmerzen?

Ursächliche Faktoren: Frühere Gelbsuchten, Gallensteine, andere Baucherkrankungen? Gelbsucht in der Umgebung? Bluttransfusionen, Injektionen? Alkoholkonsum? Im Zweifelsfall durch Fremdanamnese ergänzt. Toxische Substanzen am Arbeitsplatz oder sonst? Tropenaufenthalt? Bluterbrechen? Teerstühle? Medikamente, insbes. auch Abführmittel der Oxyphenisatingruppe? Herzleiden? Atemnot bei Anstrengungen, in Ruhe? Schwellungen an den Beinen? Zunahme des Bauchumfangs?

Befund

Lokal: Palpation der Leber zur Festlegung von Größe, Form, Konsistenz, Oberfläche und Rand. Ggf. Perkussion der Höhe der Leberdämpfung in der MCL. Gallenblase tastbar? Druckempfindlichkeit? Schmerz der Leberregion bei Kompression von vorne und hinten?

Allgemein: Ikterus? Aszites? Ggf. Perkussion bei Lagewechsel, Verstrichener Nabel? Vermehrte Venenzeichnung am Bauch, am seitlichen Thorax? Milz tastbar? Ggf. Form und Konsistenz? Rektale Palpation. Spuren von i. v.-Injektionen?
Verminderung von Achsel- und Schambehaarung? Bauchglatze,

weibliche Schamhaarbegrenzung? Vermehrtes Hautpigment? Spidernaevi? Palmar- und Plantarerythem? Dupuytren-Kontraktur? Uhrglasnägel, Weißnägel? Gynäkomastie? Hodenatrophie? Anämie? Foetor? Bewußtseinsstörungen? Tremor? Ggf. Schriftprobe.

Kreislaufsystem: Puls, Blutdruck, Herzgröße? Venenstauung am Hals sichtbar? Verstärkung der Halsvenenfüllung bei manueller Kompression der Leber? Pleuraerguß? Ödeme?

Technische Verfahren

Labor: Blutsenkung, Blutbild, Urinstatus
Fermente: GOT, GPT, γ-GT
Serumeiweiß und Elektrophorese

Röntgen: Thorax-Aufnahme

Elektrokardiogramm

Sonographie des Abdomens

Indikationen für gezielte Untersuchungen

Ikterus – s. S. 155

Fieber, Lymphome	Blutausstrich Mononukleose-Test – s. S. 188

Anhaltend ungeklärtes Fieber – s. S. 108

Herzinsuffizienz – s. S. 128

Sonographisch Verdacht auf Metastasenleber	Allgemeine Tumorsuche in Abhängigkeit vom Allgemeinzustand Stuhl auf okkultes Blut
Desgleichen, kein Primärtumor nachgewiesen	Wenn möglich Sicherung der Diagnose: Computertomographie mit Kontrastmittelbolus Laparoskopie
Anhaltend ungeklärte Hepatomegalie, Verdacht auf chronische Hepatitis oder Zirrhose	Erweitertes Fermentprogramm: LDH, LAP, alkalische Phosphatase Immunglobuline Laparoskopie, ggf. mit gezielter Biopsie
Verdacht auf primäres Leber-Ca	(s. o.) α_1-Fetoglobulin

Verdacht auf Fettleber	(s. o.) Leberblindpunktion, in der Regel keine Laparoskopie
Klinisch und/oder sonographisch Verdacht auf Leberabszeß	Feinnadelpunktion
Verdacht auf Leberhämangiom	Computertomographie mit Kontrastmittelbolus Ev. selektive Angiographie
Echinokokkus-Verdacht	Röntgenaufnahme und Durchleuchtung, insbes. auf intrahepatische Verkalkungen Echinokokkus-Antikörper
Tropenaufenthalt, Verdacht auf Amöbenhepatitis	Stuhluntersuchung im Frischpräparat
Verdacht auf Amöbenabszeß	Sonographisch kontrollierte Punktion und ev. Dränage Ggf. Operation
Aszites – s. S. 34	
Auffällig bräunliches Hautpigment	Eisen und Kupfer im Serum Ferritin Eisenfärbung in Haut- und Leberbiopsie
Verdacht auf Speicherkrankheit	Cholesterin, Neutralfett, Lipid-Elektrophorese Leberbiopsie

Liste der Krankheiten und Syndrome

Diffus entzündlich

Akute Virushepatitis A und B, NonA-NonB
Weitere besonders hepatotrope Infektionen
  Mononucleosis infectiosa (M. Pfeiffer)
  Leptospirosen, insbes. M. Weil
Sonstige Infektionskrankheiten:
  Sepsis einschl. Endokarditis lenta, Miliartuberkulose, Pneumonie, Salmonellosen, Brucellosen, Amöbenruhr, Malaria, Kala-Azar
Chronische Hepatitis
  Persistierende Hepatitis
  Aggressive Hepatitis
  Chronisch-nekrotisierende Hepatitis
Alkoholische Hepatitis
Cholangitis und Cholangiolitis
M. Boeck

Umschrieben entzündlich

Abszeß: cholangitisch, hämatogen, Amöben
Echinokokkus
Leberegel

Diffus nichtentzündlich

Leberzirrhose, einschl. Hämochromatose, M. Wilson, primäre biliäre Zirrhose
Fettleber, einschl. Mauriac-Syndrom bei Diabetes mell., Hyperlipoproteinämien
Toxische Hepatose, insbes. durch Alkohol, Tetrachlorkohlenstoff
Phosphor, Knollenblätterschwamm
Hepatose durch Medikamente
Speicherkrankheiten:
Glykogenose, M. Gaucher, M. Hand-Schüller-Christian, M. Niemann-Pick

Sekundäre Ablagerungen und Schädigungen:
Hämosiderose, Amyloid, Thorotrast, Porphyrie

Blutkrankheiten und diffuse Neoplasien
Leukämien
Maligne Lymphome (M. Hodgkin und Non-Hodgkin-L.)
Mastozytose-Syndrom
Osteomyelosklerose und -fibrose, Marmorknochenkrankheit

Umschrieben neoplastisch
Maligne Prozesse
  Metastasen aller Art, insbes. vom Gallensystem
  Primäres Leberzellkarzinom
  Lymphogranulomatose
Benigne Prozesse
Leberzysten
Adenome, Hämangiome

Intra- und posthepatische Gallenstauung, siehe Ikterus S. 155

Zirkulatorisch
Rechtsherzinsuffizienz einschl. Trikuspidalklappeninsuffizienz
Konstriktive Perikarditis
Thrombose der Lebervenen (Budd-Chiari-Syndrom)

Vorgetäuschte Lebervergrößerung
Tiefstand bei Emphysem, Skoliose, Hepatoptose
Abnorme Lappenbildung
Benachbarte Tumoren, kotgefüllte Kolonschlingen
Subphrenischer Abszeß
Transposition

Grundprogramm

Anamnese

Jetzige Beschwerden: Wann und wo zuerst bemerkt? Rasches Wachstum? Schmerzen, spontan, bei Berührung, nach Alkoholgenuß?
Ev. temporäre Regredienz?

Mögliche Begleiterscheinungen: Fieber? Nachtschweiß? Hautausschlag? Hautjucken? Gewichtsabnahme?

Ursächliche Faktoren: Lokale Entzündungsherde, Hautdefekte? Bei inguinalem Sitz: Harnröhren- oder Scheidenausfluß? Tierkontakte, beruflich und privat?
Medikamente: insbes. chronischer Gebrauch von Hydantoin, Analgetika, PAS?

Befund

Lokal: Inspektion: Örtliche Rötungen der Haut über dem Lymphom? Schwellung der Umgebung? Fistelbildung?
Palpation: Größe der Lymphome? Konsistenz? Fluktuation? Verschieblichkeit gegenüber der Unterlage und der Haut? Abgrenzbarkeit untereinander? Schmerzhaftigkeit?

Lympheinzugsgebiet: Lokale Veränderungen, Hautdefekte, Entzündungen, Tumorbildung? Lymphangitische Stränge?

Allgemein Lymphome suchen: nuchal, retroaurikulär, präaurikulär, vor und hinter dem M. sternocleidomastoideus, im Kieferwinkel, supraklavikulär, axillär, an den seitlichen Thoraxpartien, inguinal, medial oberhalb der Ellenbeuge, im Sulcus brachialis.

Sonstige wichtige Befunde: Milz- und Lebergröße? Ikterus? Kratzeffekte der Haut? Perkussion der Mediastinaldämpfung.

Technische Verfahren

Labor: Blutsenkung, Blutbild mit Ausstrich, Serumeiweiß mit Elektrophorese

Röntgen: Thoraxaufnahme

Indikationen für gezielte Untersuchungen

Übergeordnetes Screeningverfahren, auf das höchstens bei eindeutiger entzündlicher Genese verzichtet werden sollte	Sonographie des Abdomens
Lokalisierte Lymphome	Lympheinzugsgebiet auf entzündliche, ulzeröse und neoplastische Veränderungen überprüfen Bei Leistenlymphomen Zwischenzehenräume auf Mykose untersuchen
Tonsilläre Entzündung	Abstrich, bakteriologische Untersuchung
Schmerzloses Ulkus im Lympheinzugsgebiet, Luesverdacht	Dunkelfelduntersuchung Luesserologie: TPHA
Eitersekretion aus Fistel	Bakteriologische Untersuchung insbes. auf Tuberkulose
Eitrig eingeschmolzene Lymphome	Desgleichen nach Probepunktion
Tuberkulose positiv	Kultur und Resistenzprüfung

Tuberkuloseverdacht ungeklärt	Tierversuch
Generalisierte Lymphome mit Angina	Mononukleose-Test
mit Fieber	Agglutination auf Brucellosen Immunoglobulin-Fluoreszenz-Test und KBR auf Toxoplasmose
septisches Fieber	Blutkulturen, aerob und anaerob, ggf. wiederholt
Katzenverletzung	KBR auf Katzenkratzkrankheit

anhaltend ungeklärtes Fieber s. S. 103

Lymphome mit abnormem Blutbild, Mononukleose auszuschließen	Sternalpunktion Nach Ausschluß einer akuten Leukose: Probeexzision
Verdacht auf M. Boeck	Tuberkulintestung Probeexzision, im Zweifel auch durch Mediastinoskopie
Bestimmung von Aktivität und Verlauf eines M. Boeck	Labor: Blutsenkung, ACE (Angiotensin-Converting-Enzyme) Thorax-Röntgenbild, Kontrollen Lungenfunktionsmessungen Blutgase in Ruhe und nach Belastung EKG, mindestens einmal auch UKG
Lymphombildung nicht anderweitig einwandfrei geklärt	Probeexzision, histologische Untersuchung

Verdacht auf Lymphogranulomatose bzw. Non-Hodgkin-Lymphome	Labor: LDH, HBDH, γ-GT, alkal. Phosphatase, Serumeisen und Ferritin Probeexzision und histologische Untersuchung Abdominelle Computertomographie Knochenszintigraphie Beckenstanze (Yamshidi-Nadel) mit Touch-Präparat Magen-Darm-Passage bei Befall des Waldeyer'schen Rachenringes
Lymphogranulomatose Stadium I–III a, Non-Hodgkin-Lymphome	Lymphangiographie der abdominalen Lymphknoten Explorative Laparotomie
Verdacht auf Plasmozytom, Paraproteinose	Immunelektrophorese Röntgenaufnahmen: Schädel, Wirbelsäule, Becken
Verdacht auf Speicherkrankheit	Sternalpunktion Röntgenaufnahmen des Skeletts, insbes. des Schädels

Liste der Krankheiten und Syndrome

Lokalisierte Lymphome

Entzündlich

Akute Begleitlymphadenitis bei unspezifischen Entzündungen
Alte narbig indurierte Lymphknoten, pathogenetisch nicht mehr aufklärbar, irrelevant
Spezifische Entzündungen
  Tuberkulose
  Lues I
  Diphtherie, Plaut-Vincent-Angina
  Listeriose
  Katzenkratzkrankheit
  Lymphogranuloma inguinale, Ulcus molle, Herpes genitalis
  Yersiniosis (Pasteurella pseudotuberculosis)

Neoplastisch

Lokale Tumormetastasen
Lymphogranulomatose Stadium I

Generalisierte Lymphome

Entzündlich

Infektion durch Bakterien und Protozoen
  Sepsis
  Tuberkulose
  Lues II
  Brucellosen
  Toxoplasmose
  Tularämie
Infektion durch Viren
  Mononucleosis infectiosa (Pfeiffersches Drüsenfieber)

Röteln
Masern
Mumps
Zytomegalie
Hepatitis
Weitere Virusgruppen: Adenoviren, Echoviren
Reaktiv entzündlich
Morbus Boeck
Kollagenosen, insbes. Lupus erythematodes, Periarteriitis nodosa
Drogenlymphadenopathie: insbes. Hydantoin, PAS, Analgetika
Erworbenes Immun-Defekt-Syndrom (AIDS)
Morbus Whipple

Speicherkrankheiten
M. Gaucher
M. Hand-Schüller-Christian
M. Niemann-Pick

Neoplastisch
Akute Leukosen
Lymphogranulomatose (M. Hodgkin)
(Subklassifizierung nach histologischen Befunden)
Non-Hodgkin-Lymphome
Mit niedrigem Malignitätsgrad
Mit hohem Malignitätsgrad
(Weitere histologische Differenzierung nach Kiel-Klassifikation)
Angioimmunoblastische Lymphadenopathie (Lymphogranulomatose X)

Grundprogramm

Anamnese

Gegenwärtige Beschwerden: Lokale Schmerzen in der Milzgegend, in Ruhe, verstärkt bei tiefer Atmung? Druck und Völlegefühl im Leib?

Mögliche Begleiterscheinungen: Fieber? Gelbsucht? Bluterbrechen, Teerstuhl, sonstige Blutungen? Gewichtsabnahme? Allgemeine Mattigkeit? Nachtschweiß? Durst? Atemnot? Ödeme?

Ursächliche Faktoren: Frühere Gelbsucht, Baucherkrankungen, Operationen? Alkoholkonsum? Herzleiden? Gelenkbeschwerden? Knochenschmerzen, sonstige Schmerzen im Körper? Chronische Eiterungen? Tropenaufenthalt?

Befund

Allgemein: Bewußtseinszustand? Ikterus? Anämie, Plethora oder Zyanose? Exantheme, insbes. auch Roseolen und septische Hautmetastasen? Hämorrhagische Diathese? Ödeme?

Lokal: Palpation: Verschieblichkeit bei tiefer Atmung nach medial innen? Messen der Größe von definierten Punkten, z. B. vom Schnittpunkt des Rippenbogens mit der Medioklavikularlinie zum tiefsten Pol. Konsistenz? Einkerbungen des Randes?
Auskultation: Reiben bei tiefer Inspiration?

Abdomen: Aszites? Meteorismus? Bauchglatze? Verstärkte Venenzeichnung um den Nabel, an der seitlichen Thoraxwand? Lebervergrößerung? Lokale Schmerzhaftigkeiten? Sonstige Resistenzen?

Sonstige Organe: Herzvergrößerung? Herzgeräusche? Blutdruck, Herzfrequenz? Stauungszeichen?

Lymphome? Veränderungen an Tonsillen und Mundschleimhaut? Hautpigmentationen? Palmarerythem? Spidernaevi? Gelenkdeformierungen und -bewegungseinschränkungen?

Technische Verfahren

Labor: Blutbild mit Ausstrich, Thrombozyten, Retikulozyten. Fermente: GOT, GPT, γ-GT. Serumeiweiß, Elektrophorese.

Röntgen: Thorax-Aufnahme. Durchleuchtung mit Breischluck zum Ausschluß von Oesophagusvarizen. Beobachtung der Milz im Verhältnis zu den Nachbarorganen.

Sonographie des Abdomens

Indikationen für gezielte Untersuchungen

Sonographie unsicher	Computertomographie
Fieber	Blutkulturen, wiederholt Agglutinationsteste nach Krankheitsbild auf Salmonellosen, Brucellosen, Leptospirosen Bei Tropenaufenthalt Blutausstriche auf Malaria; KBR auf Kala-Azar

Ikterus – s. S. 155
Aszites – s. S. 34
Anämie – s. S. 17
Hämorrhagische Diathese – s. S. 120
Lymphome – s. S. 188

Auffallende Pigmentierung von Haut und Schleimhäuten	Serumeisen und Ferritin Eisenfärbung von Biopsien aus Haut und Leber
Chronische Eiterungen, auffallende Härte der Milz bei sonst ungeklärter Ätiologie	Amyloidfärbung von Biopsien aus der Rektumschleimhaut, ggf. auch Niere
Verdacht auf prähepatischen Block, bei Indikationsstellung einer Shuntoperation	Oesophagoskopie Laparoskopie, ggf. ergänzt durch gezielte Milzpunktion, Druckmessung und Splenoportographie

Liste der Krankheiten und Syndrome

Entzündungen
Sepsis, bakterielle Endokarditis, einschl. E. lenta
Cholangitis
Salmonellosen: insbes. Typhus abdominalis, Paratyphus
Brucellosen: M. Bang, Maltafieber
Mononucleosis infectiosa; Zytomegalie
Rubeolen
Viruspneumonie
Hepatitis, akute (A und B)
Leptospirosen: Weilscher Ikterus, Feldfieber u. a.
Rikettsiosen: Fleckfieber, Wolhynisches Fieber, Q-Fieber
Spirochätosen: Lues II
Miliartuberkulose
Sarkoidose (M. Boeck)
Milzabszeß
Milzinfarkt (reaktiv entzündlich)
Protozoen-Erkrankungen: Malaria, Kala-Azar, Toxoplasmose
Parasitenerkrankungen: Schistosomiasis (Bilharziose), Filariasis

Kollagenosen und Erkrankungen des rheumatischen Formenkreises
Lupus erythematodes visceralis
Periarteriitis nodosa (Panarteriitis nodosa)
Morbus Felty
Morbus Still-Chauffard
Endocarditis fibroplastica Löffler

Portale Hypertension
Prähepatischer Block: Pfortader- und Milzvenenthrombose, Kompressionen
Intrahepatischer Block
Leberzirrhose
Weitere Formen: Lymphogranulomatose, Boecksches Sarkoid, Osteomyelosklerose, primäre portale Hypertension

Posthepatischer Block
 Budd-Chiari-Syndrom (Verschluß der Vv. hepaticae)
 Konstriktive Perikarditis
 Rechtsherzinsuffizienz

Neoplasien des hämatopoetischen und retikuloendothelialen Systems

Medulläre Hämoblastosen
 Chronische myeloische Leukämie einschl. eosinophile Leukose
 Akute Myelosen
 Erythrämie und Erythroleukämie
 Megakaryozytenleukämie (Thrombocythaemia haemorrhagica)
 Polycythaemia vera
 Myelom (Plasmozytom) einschl. Schwerketten- und Leichtketten-Krankheit (mikromolekulares Plasmozytom)
 Makroglobulinämie Waldenström
Lymphatische Hämoblastosen
 Chronische Lymphadenose
 Akute Lymphadenose
 Maligne Lymphome, s. S. 188
Lokalisierte Milztumoren
 Maligne Tumoren
 Benigne Milzzysten

Weitere Erkrankungen insbes. hämatologischer Art

Osteomyelosklerose und -fibrose
Reaktive Retikulose
Hämolytische Anämien s. S. 17

Stoffwechselstörungen

Amyloidose
Hämochromatose
Hypercholesterinämie, xanthomatöse biliäre Zirrhose
Speicherkrankheiten
 M. Gaucher
 M. Niemann-Pick
 M. Hand-Schüller-Christian

Grundprogramm

Anamnese

Gegenwärtige Beschwerden: Dauer und Entwicklung der Beschwerden? Anhaltende Kopfschmerzen? Beweglichkeit des Kopfes? Fieber? Übelkeit, Erbrechen?

Mögliche Begleiterscheinungen: Lichtscheu? Doppeltsehen? Überempfindlichkeit für Berührungen? Bewußtseinsstörungen? Krampfanfälle? Schmerzen sonst im Körper, insbes. in der Herzgegend, im Brustkorb, in den Waden? Hautausschlag?

Ursächliche Faktoren: Vorausgehende katarrhalische Infekte, Mumps? Kontakte mit anderen Kranken? Tierkontakte, insbes. mit Hunden, Ratten, Goldhamstern, Zeckenbisse? Kontakt mit verschmutztem Wasser, z. B. Kanalarbeit, Baden in Teichen und dergl.? Durchgeführte Impfungen gegen Pocken, Poliomyelitis? Frühere Erkrankungen des Mittelohrs, der Nebenhöhlen? Früheres Schädeltrauma, Schädelbasisbruch? Ggf. danach wäßriger Ausfluß aus der Nase? HWS-Trauma? Tuberkulose-Vorgeschichte? Ggf. Ergebnis früherer Röntgenaufnahmen, Tuberkulinteste?

Befund

Hauptsymptome: Abnorme Haltung des Kopfes nach hinten? Ausmaß der Beweglichkeit des Kopfes nach vorn? Kann das Kinn das Sternum berühren, der Mund das Knie erreichen? Lumbosakraler Schmerz bei passiver Streckung des Kniegelenks bei gleichzeitiger Beugung im Hüftgelenk (Kernigsches Zeichen)? Schmerz und Flexion des vorher gestreckten Kniegelenks bei passiver Anteflexion des Kopfes am liegenden Patienten (Brudzinskisches Zeichen)? Aufstützen der Arme nach hinten beim Aufsitzen im Bett (Dreifußstellung)?

Kopfbereich: Lokale Traumazeichen? Entzündungen der Kopfschwarte? Umschriebene Druck- und Klopfschmerzhaftigkeiten, insbes. über den Nebenhöhlen, dem Mastoid? Ausfluß aus dem Gehörgang, der Nase? Schwellung der Parotis?

Allgemeinbefund: Bewußtseinszustand? Körpertemperatur messen. Ikterus? Exantheme? Hautblutungen? Nasenflügelatmen? Pulsfrequenz, Blutdruck?

Nervensystem: Pupillenweite, Lichtreaktion? Prüfung der Hirnnerven, insbes. der Augenbewegungen. Nystagmus? Orientierende Hörprüfung, z. B. mit einer Armbanduhr vor dem Ohr. Sonstiger neurologischer Status, insbes. Prüfung von Muskeltonus und Reflexverhalten. Paresen ausschließen durch Vorhalteversuch von Armen und Beinen. Tremor? Hyperästhesie? Koordinationsstörungen? Beobachtung der thorakalen und abdominalen Atmung.

Spiegelung des Augenhintergrunds.

Sonstiger interner Befund: Herzgeräusche? Milz tastbar? Lebervergrößerung? Orchitis?

Technische Verfahren

Labor: Blutsenkung, Blutbild, Urinstatus, Blutzucker.

Lumbalpunktion (jedoch bei Verdacht auf raumfordernden Prozeß erst nach neurologischem Konsil und Ausschluß einer Stauungspapille!): Makroskopische Inspektion des Liquors auf Trübung, Farbe; bei Blutbeimengung nach Zentrifugieren. Druckmessung, Queckenstedtscher Versuch. Mikroskopisch: Zellzahl, Zellart.
Pandy-Probe zur Orientierung; quantitative Bestimmung von Gesamteiweiß und Glukose (möglichst gleichzeitige Abnahme des Blutzuckers!).
Bakteriologische Kultur: Liquor unmittelbar in eine Blutkulturflasche einbringen, bei 37° halten, bis Weiterverarbeitung möglich.
Bakteriologische Kultur auch von anderweitigen eitrigen Prozessen.
Ein Probenröhrchen Liquor zur Beobachtung eines ev. Spinngewebsgerinnsel aufbewahren.

Indikationen für gezielte Untersuchungen

Akutes Trauma des Schädels und der HWS	Röntgenaufnahmen Konsil mit Chirurgen und Neurologen
Verdacht auf raumfordernden Prozeß, blutiger Liquor	Neurologisches Konsil, s. Kopfschmerzen S. 175
Verdacht auf Subarachnoidalblutung	Computertomographie Zerebrale Angiographie
Vorangegangenes Schädeltrauma. Liquor trüb	Röntgenaufnahme des Schädels in 2 Ebenen Bakteriologische Untersuchung, direkte Färbung (möglichst rasch!) Kultur
Liquor klar, Zellzahl > 10/3 pro mm^3	Bakteriologische Kultur zum Ausschluß pathogener Keime
Längerdauerndes Krankheitsbild, Hirnnervenausfälle, sonstiger Verdacht auf Tuberkulose	Ziehl-Neelsen-Färbung des Zentrifugats Kultur auf Tuberkulose Tierversuch im Zweifelsfall
Verdacht auf Miliartuberkulose	Leberbiopsie
Klärung einer epidemiologischen oder wissenschaftlichen Fragestellung bei Verdacht auf Virusinfektion	Viruskultur mit Liquor, Rachenspülwasser und Stuhl (in entspr. Institut) Komplementbindungsreaktion, wiederholt nach 10–14 Tagen,

	auf Virusgruppe bzw. Untergruppen, ggf. ergänzt durch Neutralisationsteste
Verdacht auf Leptospirose	Agglutinations-Lysis-Tests Komplementbindungsreaktion (mit Titerverlauf)
Verdacht auf Pilzinfektion	Färbung im Liquorzentrifugat
Verdacht auf Toxoplasmose	Sabin-Feldmann-Test Komplementbindungsreaktion mit Verlauf Immunfluoreszenz-Test
Schweres akutes Krankheitsbild, Hautblutungen, Milzschwellung, Herzgeräusche	Blutkulturen
Subakutes bis chronisches Krankheitsbild	Luesreaktionen in Blut und Liquor (TPHA, FTA-Test, Cardiolipin-Reaktion quantitativ)
Verdacht auf Erkrankung der Nebenhöhlen, des Mittel- und Innenohrs, sonst ungeklärte Ätiologie	HNO-Konsil Röntgenaufnahme der Nebenhöhlen, des Felsenbeins

Liste der Krankheiten und Syndrome

Meningitis (mit reaktiver Vermehrung von Zellen und/oder Eiweiß im Liquor)

Infektiös (Erregernachweis direkt oder indirekt im Prinzip möglich)
Eiterreger
  Hämatogen
    Meningokokken, Pneumokokken, Hämophilus influenzae, Sepsis
    Tuberkulose
    Listeriose
  Lokal fortgeleitet: insbes. vom Mittelohr, Nebenhöhlen, Verletzungen, bei Liquorfistel, Hirnabszeß
Spirochäten
  Lues
  Leptospirosen: insbes. M. Weil, L. pomona, L. canicola
Viren
  Poliomyelitis, Coxsackie, ECHO
  Begleitmeningitiden: Mumps, Windpocken, Röteln, Masern, Herpes, M. Pfeiffer, Psittakose
  Enzephalitiden
Pilze: insbes. generalisierte Kandidiasis, Aspergillose, Kryptokokkose
Amöben, Toxoplasmen, Trichinen, Zystizerken

Nichtinfektiös
Insolation; Verbrennungen
Commotio und Contusio
Enzephalomalazie, Hirnsinusthrombose
Entzündliche Prozesse in der Nachbarschaft
Karzinose
Polyradikulitis
Nach Lumbalpunktion

Nackensteifigkeit auf nichtentzündlicher Grundlage, Meningismus im engeren Sinne

Blutungen

Mit Blut im Liquor

Subarachnoidal: insbes. Aneurysmen, Angiome; subdural
- Enzephalorrhagie mit Durchbruch in den Liquorraum
- Purpura cerebri

Ohne Blut im Liquor
- Subdurale Hämatome, akut und chronisch
- Epidurales Hämatom
- Blutende Tumoren

Tumoren

Primäre Hirntumoren

Metastatische Tumoren einschl. leukämische Infiltrate

Hirnödem

Enzephalomalazie, Hirnsinusthrombose

Begleitödem entzündlicher Prozesse

Hydrocephalus occlusivus

Allergische Prozesse

Reizsymptome

Infektionskrankheiten, insbes. Pneumonie

Traumatisch

Lumbalpunktion

Bleivergiftung

Vorgetäuschter Meningismus

Von der Halswirbelsäule ausgehende Krankheitsprozesse

Retropharyngealabszeß

Tetanus

Strychninvergiftung

Grundprogramm

Anamnese

Beschreibung der Störung: Dauer, Neuauftreten, jahrelange Dauer, Beginn im Kindesalter? Stuhlfrequenz, -beschaffenheit und -menge? Zeitweise auch Durchfall? Beimengungen von Blut, Schleim?

Mögliche Begleiterscheinungen: Bauchschmerzen: anhaltend, zeitweilig, krampfartig? Schmerzen beim Stuhlgang? Erbrechen, Übelkeit? Fieber? Gewichtsabnahme? Körpergewicht jetzt und vor einem Jahr?

Ursächliche Faktoren: Frühere Bauchoperationen? Diabetes mellitus? Herzleiden? Ernährungsgewohnheiten?
Medikamente: insbes. Laxantien, Opiate, Diuretika? Berufliche oder anderweitige Bleiexposition?

Befund

Allgemein: Ernährungszustand? Exsikkose?

Abdomen: Meteorismus, Aszites, sichtbare Darmperistaltik? Abwehrspannung der Bauchdecken, Druckschmerzhaftigkeiten, Resistenzen? Leber und Milz tastbar? Darmgeräusche? Gefäßgeräusche über der Aorta abdominalis und ihren Ästen? Nierenschlagschmerz? Lymphome tastbar?

Inspektion der Analregion, rektale Palpation

Inspektion des Stuhls

Neurologischer Übersichtsstatus: insbes. achten auf allgemeine Muskelkraft, Lähmung von Bauchmuskeln, periphere Sensibitätsstörungen im Sinne einer Polyneuropathie.

Technische Verfahren

Labor: Blutsenkung, Blutbild, Blutzucker, Urinstatus, Kreatinin, Elektrolyte im Serum

Elektrokardiogramm

Indikationen für gezielte Untersuchungen

Obstipation bei Älteren ohne faßbaren Grund neu aufgetreten	Stuhl auf okkultes Blut Rektoskopie Koloskopie Ersatzweise: Röntgen-Kolon-Kontrasteinlauf
Blut und/oder Schleim im Stuhl	Rektoskopie Koloskopie Ersatzweise: Röntgen-Kolon-Kontrasteinlauf
Lokalbeschwerden in der Analregion, Tenesmen	Proktoskopie Rektoskopie
Hypokaliämie	Anamnese überprüfen, vor allem bez. Laxantien, Diuretika
Desgl. ungeklärt	Ausscheidung von Natrium und Kalium im Urin quantitativ bestimmen

Liste der Krankheiten und Syndrome

Organisch

Obstruktiv

Karzinome im Kolon, Sigma, Rektum
Benigne Tumoren, Kompressionen von außen
Entzündliche Prozesse: Divertikulitis, Darmtuberkulose; perianale Abszesse
Narben, Strikturen, Briden; Koprolithen; Pneumatosis cystoides
Sonstiger mechanischer Ileus

Nichtobstruktiv

Paralytischer Ileus
Megakolon, Dolichokolon

Begleitsymptom und Folge allgemeiner Erkrankungen

Neurologische Leiden
- Zerebral: Insult, Sklerose, M. Parkinson, Meningitis
- Medullär: Querschnittsläsion, Tabes dorsalis, Multiple Sklerose
- Peripher: Polyneuropathien, insbes. diabetische P.

Muskulär: Ausfall der Bauchpresse, Analprolaps; Emphysem
Hormonal: Hypothyreose; Gravidität; Hyperparathyreoidismus
Enteral: Sog. Reizkolon, Pankreasfibrose, Ulkus
Zirkulatorisch: Herzinsuffizienz, Aszites
Reflektorisch: insbes. Nierensteinkoliken
Wasser- und Elektrolytstörungen: Hypokaliämie, Exsikkose
Medikamentös: insbes. Opiate, Spasmolytika, Sedativa, Antazida
Intoxikationen
- Exogen: insbes. Blei
- Endogen: Niereninsuffizienz, Porphyrie

Funktionell

Milieuwechsel, Fehlernährung, Bewegungsmangel, Fehlgewöhnung
Abführmittelabusus
Depression

Grundprogramm

Anamnese

Gegenwärtige Beschwerden: Ort und Entwicklungsgeschichte der Schwellungen? Abhängigkeit von der Körperlage? Schwellung des Gesichts am Morgen? Abstreifbarkeit von Ringen zu verschiedenen Zeiten? Gewicht, jetzt, vor Wochen und Monaten? Urinmenge? Zahl der Entleerungen am Tag, in der Nacht?

Mögliche Begleiterscheinungen: Atemnot, in Ruhe, bei Anstrengungen? Herzschmerzen?

Ursächliche Faktoren: Frühere Herzleiden? Bluthochdruck? Nierenerkrankungen? Diabetes? Schwangerschaft? Infektionskrankheiten? Angina in letzter Zeit? Längere Eiterungen?
Ernährungsverhältnisse? Appetit? Durchfälle? Erbrechen?
Alkoholkonsum, (ggf. auch Fremdanamnese)? Medikamente, insbes. Phenylbutazon und Lakritzpräparate?

Befund

Leitsymptom: Ödeme in der Knöchelregion, prätibial, präsakral, am männlichen Genitale, an den Armen, an den Augenlidern, generalisiert? Symmetrische Ausprägung? Konsistenz des Ödems?

Kardiologischer Status: insbes. Zyanose der Lippen und Akren? Dyspnoe? Pulsfrequenz und Rhythmus? Blutdruck, mit Kontrollen. Herzgröße und -form? Herzgeräusche und Extratöne? Halsvenenstauung? Lebergröße, -konsistenz und -pulsationen? Stauungskatarrh über den abhängigen Lungenpartien? Pleuraerguß und Aszites ausschließen.

Symptome chronischer Lebererkrankung: Abnorm bräunliche Hautfarbe? Spidernaevi? Palmarerythem? Meteorismus? Venenzeichnung am Bauch? Abnormer Behaarungstyp, Bauchglatze?

Venensystem: Asymmetrische Beinödeme? Varikose? Kollateralvenen von der Leiste zum Unterbauch hin? Füllungszustand der Beinvenen, insbes. über der Tibiakante, in Horizontallage und beim Erheben? Ulkusnarben und Hautatrophien in der Malleolarregion?

Technischer Befund

Labor: Blutsenkung, Blutbild, Urinstatus, Blutzucker, Kreatinin im Serum; Gesamteiweiß im Serum, Elektrophorese.

Elektrokardiogramm

Röntgen: Thorax-Aufnahme

Indikationen für gezielte Untersuchungen

Symptomenbild der kardialen Insuffizienz	Abklärung der Ursache, s. S. 128
Verdacht auf Perikarditis	UKG
Verdacht auf Aszites	Sonographie des Abdomens s. S. 34
Pathologischer Urinbefund	Quantitative Bestimmung pro Zeiteinheit: Ausscheidung von Eiweiß, Erythrozyten und Leukozyten
Kreatinin i. S. erhöht	Tägliches Wiegen Flüssigkeitsbilanz Einfuhr – Ausfuhr nur in Sonderfällen sinnvoll
Verdacht auf Nierenerkrankung, Kreatinin 1.0–1.4 mg%	Sonographie des Abdomens β_2-Mikroglobulin
Schwangerschaft	Gynäkologisches Konsil
Proteinurie, chronische Eiterungen in der Anamnese	Rektumschleimhautbiopsie, Leberbiopsie Histologische Untersuchung auf Amyloid
Verdacht auf Leberzirrhose	Sonographie des Abdomens Laparoskopie

Hypoprotein- bzw. Hypalbuminämie bei unverdächtiger Leber	Überprüfen der Ernährungsanamnese Serumelektrolyte: Kalium und Chlor erniedrigt? Anorexia nervosa? Xylose-Resorptionstest Eisen i.S., vor und nach Gabe eines peroralen Eisenpräparates
Hypoprotein- bzw. Hypalbuminämie bei chronischer Diarrhoe	s. S. 79 In Zweifelsfällen fäkale Ausscheidung von i. v. gegebenem ^{51}Cr-Albumin
Hypokaliämie	Überprüfen: Anamnese auf Laxantien und (ev. auch nicht verordnete) Diuretika, Muskelkraft? ST-T-U-Veränderungen im Ekg?
Myxödem – s. S. 234	
Spontane Thrombosen	Maligne Tumoren im Abflußgebiet ausschließen: am Bein gynäkologische Untersuchung bzw. Prostatapalpation, am Arm Mediastinaltumoren Sonographie des Abdomens Thrombozytenzahl
Verdacht auf essentielle Ödeme, bei Normalität aller anderen Befunde	Gewichtskurve führen lassen: Rasche Schwankungen um mehr als 2 kg/Tag?

Liste der Krankheiten und Syndrome

Generalisiert

Kardial
Rechtsherzinsuffizienz
Globale Herzinsuffizienz
Perikarditis constrictiva

Renal
Akute Glomerulonephritiden
Nephrotische Syndrome
  Nephrotische Verlaufsform der Glomerulonephritis, (insbes. minimal-changes-Form)
  Diabetische Glomerulosklerose
  Schwangerschaftsnephropathie (EPH-Gestose)
  Amyloidose
  Myelomniere
  Lupus erythematodes
  Nierenvenenthrombose
  Morbus Waldenström
Überwässerung bei Niereninsuffizienz

Hepatisch
Leberzirrhose
Akute alkoholische „Hepatitis", Hepatitis oedematosa

Hypoproteinämisch
Nephrotische Syndrome, s. o.
Leberzirrhose, s. o.
Hungerödem, einschl. Kwashiorkor
Kachexie durch konsumierende Krankheiten, Malabsorption, Alkoholismus, Psychosen, Anorexia nervosa
Proteinverlierende Enteropathie

Elektrolytstörungen: Hypokaliämie, insbes. bei Laxantien- und Diuretika-Abusus („Pseudo-Bartter-Syndrom")

Hormonal
Schwangerschaft
Myxödem
Cushing-Syndrom
Primärer und sekundärer Hyperaldosteronismus
Mineralokortikoid-Überdosierung
Sheehan-Syndrom

Medikamentös
Nichtsteroidale Antirheumatika
Minoxidil; Lithium; Carbenoxolon, Lakritz-Präparate

Toxisch und allergisch
Schlangenbisse
Quincke-Ödem
Nahrungsmittel- und Kontaktallergene

z. T. ungeklärter Genese
Essentielle und zyklische Ödeme
Adipositas und extreme Wasser- und Salzzufuhr
Perniziöse Anämie

Lokalisiert

Venös
Obstruktion und venöse Insuffizienz
 Akute Thrombose, einschl. Phlegmasia caerulea
 Postthrombotisches Syndrom
Kompressionen: Narben, Tumoren, Umschnürungen, Gravidität
Funktionell: Immobilisation im Sitzen oder Stehen, „Reisebein"

Lymphatisch
Angeborene Anomalien
Narbige Fibrosierung nach Entzündung, Operation, Bestrahlung

Tumoren, Lymphome
Filariasis, Ankylostomiasis

Entzündliches Begleitödem

Traumatisch
Akute Schwellung bei Fraktur, Quetschung u. a.
Sudeck-Syndrom

Neurogen: in gelähmten Extremitäten

Toxisch: Insekten, Schlangen; Brennesseln, Toxikodendron

Allergisch: Kontaktallergene

Arteriell-hypoxämisch
Akute und chronische Arterienverschlüsse (seltener)
Postischämisch, nach arterieller Rekonstruktionsoperation

Grundprogramm

Anamnese

Gegenwärtige Beschwerden: Druckgefühl, Schmerzen in der Brust, andauernd oder atemabhängig? Atemnot?

Mögliche Begleiterscheinungen: Fieber? Nachtschweiß? Husten? Auswurf, mit Eiter, Blut? Gewichtsabnahme?

Ursächliche Faktoren: Trauma? Längere Bettruhe? Operationen? Akutes Ereignis mit Kollaps? Beinschmerzen und -schwellungen? Frühere und gegenwärtige Herzleiden? Bluthochdruck? Baucherkrankungen? Gelenkschmerzen? Rauchen, jetzt und früher? Frühere Lungenkrankheiten? Heilstättenaufenthalt? Lungenerkrankungen in der Umgebung? Leberleiden? Gewichtsabnahme? Ggf. gynäkologische Anamnese. Asbestexposition?

Befund

Inspektion: Seitengleichheit der Atmung? Einziehungen der Zwischenrippenräume bei Inspiration? Zyanose der Lippen und Akren? Halsvenenschwellung? Ödeme an den Unterschenkeln, am Kreuzbein? Ikterus? Abnorm bräunliche Hautfarbe? Behaarungsanomalien, Spidernaevi, Palmarerythem?

Palpation: lokale Schmerzhaftigkeiten? Thoraxkompressionsschmerz? Lymphome? Stimmfremitus vergleichen.

Perkussion und Auskultation: Grenzen der Dämpfung, Lageverschieblichkeit? Verschiebung der Mediastinaldämpfung? Bronchialatmen, abgeschwächtes Vesikuläratmen? Nebengeräusche?

Kardiologischer Status: insbes. Herzgröße, -frequenz und -rhythmus? Blutdruck? Herztöne und -geräusche? Stauungssymptome im kleinen und großen Kreislauf? Aszites?

Beinvenen: Asymmetrische Schwellungen der Beine? Varikose? Tastbare Venenstränge? Schmerzhaftigkeiten der Wade und Fußsohle? Postthrombotisches Syndrom?

Technische Verfahren

Labor: Blutsenkung, Blutbild, Gesamteiweiß im Serum und Elektrophorese, Kreatinin, Blutzucker, LDH, Urinstatus

Probepunktion des Ergusses: nur verzichtbar bei eindeutiger kardialer Insuffizienz und Rückbildung unter entspr. Therapie

Röntgen: Thorax-Aufnahme und -durchleuchtung, desgl. nach Entleerung des Ergusses, ggf. Tomographie

Elektrokardiogramm

Indikationen für gezielte Untersuchungen

Im Zweifel ob kleiner Erguß vorliegt	Sonographie
Probepunktion des Ergusses als Regeluntersuchung	Makroskopisch: klar, eitrig, blutig, chylös? Gesamteiweißgehalt (GE) < oder > 30 g/l? Quotient GE Erguß / GE Plasma < oder > 0,5? Im Zweifel: LDH, Quotient LDH Pleura/LDH Serum < oder > 0,6? Zellart, Zellzahlen, ggf. Hb Glukose
Eitriger Erguß	Bakteriologische Kultur (Blutkulturflasche) mit Resistenzbestimmung)
Klarer und blutiger Erguß bei chronischem Krankheitsbild	Bakteriologische Untersuchung auf Tbc direkt und Kultur Zytologische Untersuchung auf Tumorzellen im Punktatsediment, CEA
Verdacht auf Tumorbildung	Computertomographie Pleurabiopsie, ggf. wiederholt Allgemeine Tumorsuche, insbes. im Bronchialsystem, Lymphome? Wenn möglich histologische Untersuchungen

Anhaltend ungeklärtes Krankheitsbild	Thorakoskopie einschl. Biopsie
Blutiger Erguß bei akutem Cor pulmonale und/oder Kreislaufinsuffizienz	Beinvenenthrombose ausschließen Phlebographie Digitale Subtraktionsangiographie bzw. Lungenszintigraphie
Blutiger Erguß bei Pneumothorax, akutes Krankheitsbild	Pleuradränage, Hb- und Hämatokritkontrollen; bei Nachlaufen: Thorakotomie, Aufsuchen und Versorgen der Blutungsquelle
Klarer Erguß, Transsudat, mit pathologischem Herzbefund	vgl. Herzinsuffizienz, S. 128
Klarer Erguß, Transsudat, Hypoproteinämie, ohne pathologischen Herzbefund	vgl. Ödeme, S. 208
Klarer Erguß, bei Aszites ohne allgemeine Ödeme	Indikatorfarbstoff in den Aszites instillieren, erneute Probepunktion des Pleuraergusses

Liste der Krankheiten und Syndrome

Exsudat

Serös

Infektiös
- Tuberkulose
- Pneumonie, durch Bakterien, Viren, Pilze

Krankheitsprozesse der Nachbarschaft
- Lungeninfarkt
- Strahlenpneumonie
- Postmyokardinfarkt-Syndrom
- Subdiaphragmale Eiterungen, Pankreas-Pseudozysten
- Parasiten, insbes. Echinokokkus

Seropneumothorax

Allgemeinerkrankungen
- Kollagenosen: Lupus erythematodes, Periarteriitis nodosa
- Akutes rheumatisches Fieber
- Rheumatoide Arthritis
- Urämie
- Morbus Boeck
- Coxsackie-Infektion

Tumoren
- Metastasen, insbes. bei Bronchial- und Mammakarzinom
- Malignes Mesotheliom
- Leukämie, Maligne Lymphome
- Benigne Tumoren
- Meigs-Syndrom, s. a. Transsudat
- Begleiterguß ohne Tumorzellen bei Malignomen
- „Idiopathischer“ Erguß ohne faßbare Ursache

Eitrig

Para- und postpneumonische Empyeme
Tuberkulose
Durchwanderung von anderweitigen Abszessen her
Traumafolgen

Blutig

Trauma, einschl. Punktionsverletzungen
Tumoren
Lungeninfarkt
Tuberkulose
Spontanhämatopneumothorax
Hämorrhagische Diathese

Chylös

Traumatisch
Tumoren, insbes. maligne Lymphome
Kongenitale Anomalien

Transsudat

Herzinsuffizienz, einschl. Perikarditis constrictiva
Hypoproteinämie
- Nephrotisches Syndrom
- Leberzirrhose
- Kachexie bei Hunger und konsumierenden Krankheiten

Tumoröse Stauungen
Intrapleurale Infusionen bei fehlerhafter Lage eines Kavakatheters
Meigs-Syndrom, s. a. Exsudat

Grundprogramm

Anamnese

Gegenwärtige Beschwerden: Bewegungsschmerz? Nachtschmerz? Schmerzhaftes Aufstehen? Husten- und Niesschmerz?

Mögliche Begleiterscheinungen: Ausstrahlungen in die Beine, in die Flanke, zur Blase und Leiste hin? Steifheit der Wirbelsäule, Bücken möglich? Allgemeinbefinden beeinträchtigt? Fieber, Fiebertyp? Gewichtsabnahme?

Ursächliche Faktoren: Trauma, adäquater Art? Störungen der Harnentleerung, abnormes Aussehen des Urins? Durst? Vorkrankheiten der Nieren und Blase? Obstipation, Abführmittelgebrauch? Chronische Diarrhoe? Vorausgegangene Infekte? Tuberkulosevorgeschichte? Lues? Bei Frauen: Menstruation bzw. Menopause? Schwangerschaften? Blutungen? Ausfluß?

Befund

Lokal: Abnorme Haltung? Beckenschiefstand, Beinlängenunterschied? Verformung der Wirbelsäule, insbes. Skoliosen, pathologische Kyphosen und Lordosen, Gibbusbildung? Beweglichkeit der Wirbelsäule in den drei Richtungen prüfen. Ggf. Objektivierung durch Anlegung eines Bandmaßes an Fixpunkten vor und nach maximaler Beugung. Körpergröße messen, Vergleich mit früheren Werten. Quere Bauchfalte im Stehen? Normaler Abstand zwischen Brustkorb und Beckenrand? Druck- oder Klopfempfindlichkeit der Dornfortsätze, der Interspinalräume? Atembeweglichkeit der Rippen frei? Muskulärer Hartspann?
Prüfung des Lasègueschen Zeichens, der Beinreflexe, der groben Kraft, insbes. der Fußheber und der Dorsalflexion der Großzehe. Segmentale Sensibilitätsstörungen? Schmerz in der Sakralregion bei Dorsalbewegung des Oberschenkels am liegenden Patienten?

Allgemein: Blässe, Anämie? Ödeme? Blutdruckmessung. Hinweise auf Tumorleiden, insbes. im Bereich der Mamma, der Bronchien? Lymphome? Nierenklopfschmerz? Tastbarkeit der Nieren, der Blase, der Aorta, sonstige Resistenzen im Bauchraum?
Beinpulse tastbar? Auskultation über der Aorta und den Beckenarterien. Rektale Palpation.
Weiterer neurologischer Übersichtsstatus.

Technische Verfahren

Labor: Blutsenkung, Blutbild, Urinstatus. Kreatinin im Serum.

Indikationen für gezielte Untersuchungen

Urinsediment pathologisch	Quantitative Zählung von Leukozyten und Erythrozyten im Urin pro Zeiteinheit Mittelstrahlurin, bakteriologische Kultur Im Zweifelsfall Blasenpunktion
Verdacht auf Urogenitaltuberkulose	Urinkultur auf Tuberkelbazillen Tierversuch
Verdacht auf Nierenleiden	Sonographie Im Zweifel: Urographie
Verdacht auf obstruktive Uropathie, Tumorbildung	Urologisches Konsil
Bei Frauen	Gynäkologische Untersuchung

Trauma; Verdacht auf umschriebene und diffuse Veränderungen der Wirbelsäule, anhaltend ungeklärte Beschwerden	Röntgenaufnahme der Wirbelsäule und des Beckens, ggf. auch Tomographie
Verdacht auf Knochenerkrankung, Metastasen – s. S. 164	
Reflexausfälle, hyperästhetische Zonen, Störung der Motorik, Sensibilität, Koordination und der Blasen-Mastdarm-Funktion	Neurologisches Konsil zur Indikationsstellung weiterer Diagnostik, insbes. Liquoruntersuchung, Myelographie Bei akuten Ausfällen höchste Dringlichkeit!
Nackensteifigkeit – s. S. 199	
Anhaltendes Fieber	Blutkulturen – s. S. 103
Lokale Schwellung in der Nierenregion mit Hyperthermie	Probepunktion unter sonographischer Kontrolle
Blut im Stuhl	Rektoskopie – s. S. 55
Verdacht auf Aneurysma der Aorta	Röntgenaufnahme Thorax Sonographie des Abdomens Digitale Subtraktionsangiographie, ev. CT Retrograde Angiographie

Liste der Krankheiten und Syndrome

Von der Wirbelsäule ausgehend

Traumatische Schäden: Frakturen, Prellungen, Zerrungen

Entzündliche Prozesse
Bakterielle Spondylitis einschl. M. Bang, Salmonellosen
Tuberkulöse Spondylitis
Luische Spondylitis
Osteoarthritis ankylopoetica Bechterew
Osteitis condensans; Sacroileitis bei M. Crohn

Degenerative Prozesse, Stoffwechselstörungen, aseptische Nekrosen, Anomalien
Bandscheibensyndrom
Osteoarthrose und -chondrose
M. Paget
M. Scheuermann
Anomalien und Fehlbelastungen einschl. Skoliosen, Fettsucht
Spondylolisthese
Osteomalazie und Rachitis, renale Osteopathie
Primärer Hyperparathyreoidismus, sekundäre Formen
Osteoporose, insbes. bei Einbrüchen

Tumoren
Wirbelmetastasen, paravertebrale Metastasen
Primäre Tumoren einschl. Wirbelhämangiom
Myelom
Knochenzysten

Vom Rückenmark und Nervensystem ausgehend
Meningitiden – s. S. 199
Epiduraler Abszeß
Blutungen, subarachnoidal und spinal, insbes. bei hämorrhagischer Diathese

Tumoren, intra- und extramedullär, einschl. der Cauda equina und des kleinen Beckens; Meningeosis blastomatosa
Poliomyelitis; postherpetische Neuralgien; Tabes dorsalis, Syringomyelie
Coccygodynie; Proctalgia fugax
Myelographiekomplikationen

Von retro- und intraperitonealen Organen ausgehend

Harnsystem
Pyelonephritiden einschl. Abszeßbildungen
Hydro- und Pyonephrosen bei obstruktiver Uropathie
Urolithiasis
Niereninfarkt
Nierentuberkulose
Nierentumoren

Verdauungssystem
Rektumkarzinom
Douglasabszeß
Retrozökale Appendizitis
Siehe auch akuter und chronischer Abdominalschmerz, S. 1 und S. 9

Sonstiger Retroperitonealraum
Aneurysmen einschl. Aneurysma dissecans

Gynäkologische Erkrankungen s. Fachliteratur

Rückenschmerzen als Ausdruck von Allgemeininfektionen, insbes.:

Grippe und andere Virusinfekte
Brucellosen; Trichinose; Tetanus
Polymyalgia arteriitica (rheumatica)
Nebenwirkung einer Streptokinasetherapie

Funktionelle Störungen

Muskelkater, Ermüdung
Depression, Neurosen
Dyspareunie

Grundprogramm

Anamnese

Gegenwärtige Beschwerden: Nervosität? Tremor? Wärmeintoleranz? Kälteintoleranz? Vermehrtes Schwitzen? Körperliche Schwäche? Veränderter Appetit? Gewichtsveränderungen, wieviel, in welcher Zeit? Neigung zu Durchfall oder Obstipation? Herzklopfen? Herzschmerzen? Atemnot? Anschwellungen von Gesicht, Händen, Füßen oder Unterschenkeln? Müdigkeit? Leistungsminderung? Apathie? Depressionen? Warme oder kalte Hände? Veränderungen der Haut, trockener, schuppiger? Haarausfall?

Mögliche Begleiterscheinungen: Schilddrüsenvergrößerung, seit wann? Wachstumsverhalten insgesamt (Kragenweite) oder einzelner Teile? Bestanden oder bestehen Schmerzen in der Schilddrüse, Ausstrahlung? Ging ein Infekt voraus? Druckgefühl? Kloßgefühl? Schluckbeschwerden? Atemnot? Heiserkeit? Veränderungen der Stimme? Veränderungen der Augen, mehr hervorgetreten? Augentränen? Brennen, Jucken, Druckgefühl hinter den Augen? Schwellung der Augenlider, besonders morgens? Lichtempfindlichkeit? Unscharf oder doppelt sehen? Stirnkopfschmerzen?

Ursächliche Faktoren: Wurde früher schon einmal eine Schilddrüsenkrankheit festgestellt: Welche, mit welchem Verfahren, wann, durch wen? Wurde eine Therapie durchgeführt: Operation, Tablettenbehandlung? (Welche, wie lange, bis wann?), Radiojod, Röntgenstrahlen? Untersuchung oder Behandlung mit jodhaltigen Medikamenten? (Röntgenkontrastmittel, Amiodaron, Augentropfen u. a.). Welche Medikamente werden zur Zeit eingenommen? Besonders fragen nach strumigenen wie Lithium und Pyrazolonderivaten

---

* Von Prof. Dr. H. Bethge, Konsiliararzt für Endokrinologie der Städtischen Kliniken Darmstadt

sowie nach Östrogenen, Kontrazeptiva, Corticosteroiden, Testosteron, Salizylaten, Diphenylhydantoin, Dicumarol. Vorkommen von Schilddrüsenkrankheiten in der Familie? Geburts- und Wohnort? Auftreten der Struma während der Schwangerschaft? Ggf. weitere gynäkologische Anamnese!

Befund

Allgemeines: Körperlicher Zustand? Bewußtseinslage? Psychomotorische Erregung oder Verlangsamung? (Stimmungslage, Intelligenzminderung?), Fingertremor, fein- oder grobschlägig? Größe? Gewicht? Temperatur? Hautfarbe, -feuchtigkeit, -turgor? (Prätibiales Myxödem?) Dyspnoe, Tachypnoe, Pulsfrequenz, Rhythmus: Extrasystolen, absolute Arrhythmie? Blutdruckamplitude, Herzgröße und -form? Herzgeräusche? Zeichen einer kardialen Stauung? Muskelkraft? Aufrichten aus dem Sitzen, aus der Hocke möglich? Muskelatrophien? Reflexstatus? Veränderungen der Stimme, der Sprache? Zunge verdickt?

Hals: Halsumfang? Vergrößerung der Schilddrüse, einseitig, beidseitig? Ungefähre Vergleichsschätzgröße! Diffus, ein- oder mehrknotig? Verschieblichkeit beim Schlucken? Abgrenzbarkeit zur Thoraxapertur hin? Konsistenz der Schilddrüse, allgemein, einzelner Bezirke (prall, hart, elastisch, derb)? Lokale Schmerzhaftigkeit? Rötung der Haut? Lokale Blutungen? Vermehrte Venenzeichnung am Hals? Schwellungen der Halsgegend? Lymphome? Fühlbare Pulsation oder Schwirren der Struma? Geräusche auskultierbar über Schilddrüsenlappen, Herzbasis, supraaortalen Arterienstämmen? Stridor? Heiserkeit? Fehlende Schilddrüse? Operationsnarben? „Nackte Trachea“? Inspektion des Pharynx auf eventuelle Zungengrundstruma!

Augen: Exophthalmus, doppelseitig, einseitig? Glanzauge, weite Lidspalte, Gräfe'sches Zeichen? Augenmuskelparesen? Konvergenzschwäche, seltener Lidschlag? Konjunktivale Injektion? Ödeme? Chemosis? Horner-Syndrom? Hornhautveränderungen?

Keine jodhaltigen Kontrastmittel vor Abschluß der Schilddrüsen-Diagnostik!

Symptome bei Schilddrüsenkrankheiten: Struma, Hyperthyreose-Syndrom, Hypothyreose-Syndrom

Indikationen für gezielte Untersuchungen

Indikation	Untersuchung
Jugendliches Alter, diffuse, weiche oder pralle Struma ohne Hinweise auf Verdrängungen, regressive, entzündliche oder maligne Veränderungen (Blande Struma)	Schilddrüsensonographie (Verlaufsbeobachtung ggf. unter Schilddrüsenhormontherapie: Anamnese, Halsumfang, Schilddrüsenvolumetrie durch Sonographie, T_3-RIA bei Verdacht auf Hyperthyreose)
Alle anderen Patienten mit Struma	Schilddrüsensonographie und -szintigraphie mit $^{99m}TcO_4$
Verdacht auf Verdrängungen/ Kompression von Halsorganen; substernale Struma, bei Stridor, Lymphomen Heiserkeit, Horner-Syndrom	Röntgen: Thorax, Trachea, Ösophagus, HNO-Untersuchung
Sonographisch auffällige (insbesondere echoarme) und/oder szintigraphisch „kalte“ Knoten (DD: inaktives, gutartiges Adenom, degenerativer Prozeß, Zyste: echofreies Areal) oder Malignom (ca. 5% aller „kalten“ Knoten)	Feinnadelpunktion mit zytologischer Untersuchung
Verdacht auf Struma maligna	Tumormarker: Serumthyreoglobulin (differenziertes Schilddrüsenkarzinom) Calcitonin (C-Zell-Karzinom) Metastasensuche: Hals, Knochen, Lunge u.a.

Szintigraphisch „heißer“ Knoten (Verdacht auf dekompensiertes autonomes Adenom)	Wiederholung des Szintigramms mit hochempfindlicher Geräteeinstellung (Übersteuerung): Nachweis von perinodulärem Gewebe Hyperthyreose-Diagnostik (s. dort)
Knotenstruma mit sonographisch unterschiedlichem Echomuster und szintigraphisch verschieden ausgeprägter Radionuklidaufnahme (Verdacht auf kompensiertes autonomes Adenom oder disseminierte thyreoidale Autonomie)	Funktionsszintigraphie vor und nach Suppression der thyreoidalen Radionuklidaufnahme mit Schilddrüsenhormon (2. Szintigramm 14 Tage nach 0,2 mg Thyroxin/Tag oder 7 Tage nach 1mal 3 mg Thyroxin) Hyperthyreose-Diagnostik (s. dort)
Intensive homogene Radionuklid-Aufnahme im Szintigramm, diffuse Echoarmut im Sonogramm (Verdacht auf M. Basedow)	Hyperthyreose-Diagnostik (s. dort)
Geringe unregelmäßige Radionuklid-Aufnahme im Szintigramm; diffuse Echoarmut im Sonogramm (Verdacht auf chronische Autoimmunthyreoiditis)	Hypothyreose-Diagnostik (s. dort) Feinnadelpunktion
Schmerzen im Bereich der Struma (Infekt-Anamnese) u. U. nur regional verminderte Radionuklid-Aufnahme im Szintigramm und Echoarmut im Sonogramm (Verdacht auf akute/subakute Thyreoiditis)	Blutsenkungsgeschwindigkeit, Blutbild, Elektrophorese (selten indiziert: Feinnadelpunktion, Schilddrüsenantikörper, Schilddrüsen-Funktionsdiagnostik)

Indikationen für gezielte Untersuchungen

Ausschluß einer Hyperthyreose (klinisch unwahrscheinlich)	TRH-Test oder alternativ GT_4, FT_4 oder T_3-RIA (FT_3) Bei positivem TRH-Test ($\Delta TSH > 2{,}5\ \mu E/ml$) ist Hyperthyreose sicher ausgeschlossen.
TRH-Test negativ ($\Delta TSH < 2{,}5\ \mu E/ml$)	Bestimmung von GT_4, FT_4 und T_3-RIA. Bei normalen peripheren Schilddrüsenhormonspiegeln: Verdacht auf subklinische Hyperthyreose (mehrere andere Ursachen für negativen TRH-Test!) Sorgfältige Verlaufsbeobachtung. Verdacht auf thyreoidale Autonomie. Keine automatische Verordnung von Thyreostatika. Keine Therapie mit Schilddrüsenhormonen Keine jodhaltigen Medikamente
Nachweis einer Hyperthyreose (klinisch möglich/wahrscheinlich)	Bestimmung von GT_4, FT_4, T_3-RIA (FT_3)
Normales GT_4, FT_4 bei Hyperthyreose	T_3-RIA erhöht: Isolierte T_3-Hyperthyreose (ca. 10% aller Hyperthyreosen) besonders häufig bei thyreoidaler Autonomie und als Frühsymptom eines Hyperthyreose-Rezidivs nach Thyreostatika-Therapie.

Erhöhtes GT_4 ohne Hyperthyreose, FT_4 normal	Vermehrte TBG-Freisetzung aus der Leber: akute und chronische Hepatitis, kompensierte Leberzirrhose. Gesteigerte TBG-Synthese: Gravidität, östrogenhaltige Kontrazeptiva, genetisch bedingte TBG-Vermehrung; Auto-Antikörper gegen Thyroxin
Verdacht auf M. Basedow – Alter meistens < 50 Jahre – oft kurze Struma-Anamnese – häufig diffuse Struma ohne Knoten – häufig Geräusch/Schwirren über der Struma – häufig endokrine Orbitopathie, dann beweisend für M. Basedow	Sonographie: diffuse Echoarmut. Szintigraphie: intensive, homogene Radionuklid-Aufnahme. Thyreoglobulin-Ak (TAK) Mikrosomale Ak (MAK) TSH-Binding-Inhibitory Antibodies (TBIAb)
Symptome der endokrinen Orbitopathie	Ophthalmologische Untersuchung (Hertel-Werte, Tonometrie, Augenmuskel-Motilität, evtl. Tomographie der Orbita)
Verdacht auf thyreoidale Autonomie (fokal als autonomes Adenom oder disseminiert) – Alter meistens > 50 Jahre – oft lange Struma-Anamnese – Struma fehlend, ein- oder mehrknotig – sehr selten Geräusch/Schwirren über der Struma – niemals endokrine Orbitopathie	Sonographie, Szintigraphie (zur Differentialdiagnose: dekompensiertes oder kompensiertes autonomes Adenom oder disseminierte Autonomie: vgl. Struma-Diagnostik)

– endemischer Jodmangel, wenn Hyperthyreose: oft vorher Jodexposition.	
Anamnestisch jodhaltige Diagnostika/Arzneimittel	Jod-Konzentration im Serum (normal 4–10 µg/dl) und Jod-Ausscheidung im Urin (normal: 0,1–0,25 mg/Tag) bestimmen für Verlaufsuntersuchungen.

Indikationen für gezielte Untersuchungen

Ausschluß einer Hypothyreose (klinisch unwahrscheinlich)	GT_4, FT_4, TSH basal
Nachweis einer Hypothyreose (klinisch möglich/wahrscheinlich)	GT_4, FT_4, TRH-Test Erhöhtes basales TSH und überschießender Anstieg nach TRH: primäre Hypothyreose gesichert. Thyreoglobulin Ak (TAK) Mikrosomale Ak (MAK) (T_3-RIA nicht notwendig)
GT_4, FT_4 und basales TSH normal, Stimulationswert nach TRH erhöht	Subklinische Hypothyreose. Sorgfältige Verlaufsuntersuchungen: Schilddrüsenfunktion, Fettstoffwechsel
Verdacht auf hypophysäre/hypothalamische (sekundäre/tertiäre) Hypothyreose: erniedrigte periphere Schilddrüsenhormone mit „supprimiertem" (ΔTSH $< 2{,}5\ \mu$E/ml) oder normalem TRH-Test	Röntgen: Sella, evtl. Computertomographie. Neurologische Untersuchung. Ophthalmologische Untersuchung: Gesichtsfeld, Augenhintergrund. Weitergehende endokrinologische Untersuchungen: Prolaktin, Wachstumshormon, NNR, Keimdrüsen.
Niedriges GT_4 ohne Hypothyreose (FT_4 meist normal)	TBG-Verluste: exsudative Enteropathie, nephrotisches Syndrom. Verminderte TBG-Bildung: Dekompensierte Leberzirrhose, schwere konsumieren-

	de Erkrankungen (auch vermehrter TBG-Katabolismus) Verdrängung von Thyroxin von TBG, insbesondere durch: Phenylbutazon, Diphenylhydantoin, Steroide, Salizylate, Heparin. Therapie mit Trijodthyronin
Erniedrigtes T_3-RIA ohne Hypothyreose	„Niedrig-T_3-Syndrom" bei schweren akuten und chronischen Krankheiten, Hunger, nach Operationen, Steroiden, Amiodaron: Periphere Konversionsstörung von T_4 nach T_3: Anstieg von reverse-T_3.

Grundprogramm

Anamnese

Nähere Beschreibung des Symptoms: Dreh-, Schwank- oder Lift-Gefühl (= systematischer S.)? Unsicherheits- und Betrunkenheitsgefühl, regelmäßige gerichtete Bewegungsabweichung (= asystematischer S.)? Sehstörungen, Schwarzwerden vor den Augen, Bewußtseinsstörungen, Unsicherheit in Armen und Beinen, Angst (= nicht eigentlich dem S. zuzuordnende Symptome)?
Auslösungsfaktoren: Schwindel nach Lageänderung allgemein, bei Einnahme einer bestimmten Lage, durch Kopfbewegung, durch Gehen, durch körperliche Belastung? Nur im Dunklen?
Zeitlicher Ablauf: Seit wann; anhaltender Schwindel über Tage, Wochen, Monate? Anfälle, die Minuten bis Stunden anhalten und wiederkehren? Anfälle für Sekunden?
Mögliche Begleiterscheinungen: Hörstörungen, ein- oder doppelseitig? Übelkeit, Erbrechen? Fieber? Kopfschmerzen? Anderweitige Störungen des Nervensystems, Lähmungen, Störungen der Empfindung, des Bewußtseins?

Ursächliche Faktoren: Vorbestehende Ohrenerkrankungen? Schädelverletzung? Anfallsleiden? Andere Nervenerkrankungen? Herz- und Gefäßkrankheiten? Bluthochdruck? Blutarmut? Blutungsneigung, Antikoagulantienbehandlung? Diabetes mellitus? Alkoholkonsum? Medikamente, insbes. Streptomycin, Gentamycin, Schlafmittel, bromhaltige Präparate, Salizylate?

Befund

Allgemein: Fähigkeit zu Stehen, zu Sitzen, zu Lageänderungen? Anämie? Zyanose?

Kopf: Blutungen? Nackensteifigkeit? Druck- oder Klopfschmerz?

Auge: Nystagmus? Augenmuskelparesen? Pupillenweite und -reaktion? Sensibilität der Kornea?

Ohr: Ausfluß aus dem Gehörgang, andere Lokalveränderungen? Schmerzhaftigkeit des Processus mastoideus? Orientierende Hörprüfung, getrennt für jedes Ohr.

Neurologischer Status: insbes. Hirnnerven, Motorik, Reflexstatus, Sensibilität und Koordination. Falls praktikabel Zielgang und Blindgang, Rombergversuch, Tretversuch, Barany-Zeigeversuch.

Kardiologischer Status: Blutdruck, Pulsfrequenz und -rhythmus? Herzgröße und -form? Herzgeräusche, Extratöne? Stauungszeichen, Dyspnoe?

Angiologischer Status: Pulstastung an allen typischen Stellen, insbes. an den Armen, am Hals und an den Schläfen. Vergleichende Blutdruckmessung an beiden Armen. Auskultation über den großen Arterienstämmen, insbes. über den Schlüsselbeinen, am Hals, über dem Bulbus.

Technischer Befund

Labor: Blutsenkung, Blutbild, Urinstatus, Blutzucker, Kreatinin

Röntgen: Thoraxaufnahme

Elektrokardiogramm

Indikationen für gezielte Untersuchungen

Im Zweifel, ob Nystagmus vorliegt	Untersuchung mit Frenzelscher Leuchtbrille
Jeder anhaltende und ungeklärte Schwindel, bei Hörstörungen und Vorerkrankungen des Ohres	HNO-Konsil zur fachärztlichen Untersuchung, insbes. Prüfung des Hörvermögens und der kalorischen Erregbarkeit des Labyrinths; Rö.-Aufnahme nach Stenvers. Bei unklaren Fällen und Gutachten Nystagmographie mit Pendelstuhl
Nackensteifigkeit – s. S. 199	
Verdacht auf Trauma	Röntgenaufnahme des Schädels, des Felsenbeins
Pathologische Befunde im neurologischen Status, Verdacht auf raumfordernde Prozesse und Anfallsleiden, anhaltend ungeklärte Beschwerden	Neurologisches Konsil und ggf. Übernahme zur weiteren Diagnostik
Störungen des Sehens, anhaltend ungeklärte Beschwerden	Ophthalmologisches Konsil
Verdacht auf stenosierende und obliterierende Gefäßerkrankung, Steal-Syndrom, bei möglicher rekonstruktiver Therapie	Sonographie der Halsarterien Digitale Subtraktionsangiographie, im Zweifel Aortenbogenkatheter mit selektiver Angiographie
Chronischer Gebrauch von bromhaltigen Medikamenten	Bestimmung der Bromausscheidung im Urin

Liste der Krankheiten und Syndrome

Akute Erkrankungen des peripheren vestibulären Systems

Labyrinthär

Akute Labyrinthitis
Ischämische Labyrinthstörung
Traumatische Labyrinthstörung
M. Menière; Lermoyez-Syndrom
Benigner paroxysmaler Lagerungsnystagmus
Kinetosen

Schädigungen des 8. Hirnnerven

Neuronitis vestibularis
Hirnnervenpolyneuritis
Virus-Meningoenzephalitis
Guillain-Barré-Syndrom
Zoster oticus
Bakterielle und spezifisch-entzündliche Erkrankungen

Chronische Erkrankungen des peripheren vestibulären Systems

Labyrinthär

Chronische Otitis media; Cholesteatom
Labyrinthfistel; Komplikationen nach Otosklerose-Operationen
Otolithen-Schwindel
Stenosierende Arteriosklerose

Schädigungen des 8. Hirnnerven

Akustikus-Neurinom
Chronisch entzündliche Erkrankungen
Ototoxische Schäden, insbes. nach Streptomycin, Gentamycin

Akute zentral-vestibuläre Erkrankungen

Vaskulär

Ischämien, akut und intermittierend im Bereich der A. vertebralis-basilaris durch Verschlüsse und Stenosen, einschl. Hypoplasie und Aplasie der A. vertebralis, Subclavian-steal-Syndrom, Kompression der A. vertebralis durch Osteophyten

Traumatische Schäden des kranziozervikalen Übergangs
Umschriebene Enzephalomalazien insbes. Wallenberg-Syndrom
Sinusthrombosen

Entzündlich

Bakterielle und virale Meningoenzephalitiden
Enzephalomyelitis disseminata

Tumoren und raumfordernde Prozesse der hinteren Schädelgrube

Intra- und extrazerebrale Blutungen

Schwindel als epileptisches Anfalläquivalent

Posttraumatischer zentraler Schwindel

Gangunsicherheit bei Polyneuropathie

Chronisch zentral-vestibuläre Erkrankungen

Vaskuläre Stenosen und Verschlüsse
Tumoren und andere raumfordernde Prozesse
Enezphalomyelitis disseminata
Posttraumatische Syndrome
Kraniozervikale Fehlbildungen einschl. basiläre Impression durch Hochstand des Dens epistrophei
Pseudobulbärparalyse; Syringobulbie
Spinozerebellare Heredoataxien

Kardiovaskuläre Störungen, ggf. auch kombiniert aus organischen Gefäßveränderungen und funktionellen Komponenten einschl. Anämie, Hypoxämie und Hypoglykämie

Hypotone Regulationsstörungen, Kollaps/Schock – s. S. 169

Herzrhythmusstörungen bradykarder und tachykarder Art, – s. S. 66 und 241

Rechtsherzinsuffizienz

Okuläre Störungen

Augenmuskellähmungen einschl. latentes Schielen
Gesichtsfeldausfälle

Allgemeine Ursachen

See- und Reisekrankheit
Erwartungsschwindel beim Herabblicken aus der Höhe, im Gebirge u. a.
Intoxikationen, insbes. Alkohol, Salizylat, Bromismus

Grundprogramm

Anamnese

Beschreibung des Symptoms: Subjektiv empfunden? Herzklopfen, Herzstolpern? Plötzliches Einsetzen und Aufhören?

Mögliche Begleiterscheinungen: Herzschmerzen, in Ruhe, bei Belastung? Atemnot, in Ruhe, bei Anstrengungen? Flaches Liegen im Bett möglich, ggf. wieviel Kopfkissen nötig? Anschwellung der Füße? Wasserlassen in der Nacht? Harndrang nach Anfällen?

Ursächliche Faktoren: Vorbestehende Herz- und Kreislauferkrankungen? Infektionskrankheiten, Fieber? Blutverluste? Thrombosen und Venenerkrankungen? Längere Bettlägerigkeit? Schmerzen bei der Atmung?
Anlässe von Anfällen und Beschwerden? Erregungen, Angstsituationen? Allgemeine körperliche Leistungsfähigkeit? Organkrankheiten? Gewichtsabnahme?
Medikamente, insbes. Digitalis, Diuretika, diuretikahaltige Antihypertonika, Laxantien? Drogen?

Befund

Allgemein: Dyspnoe? Zyanose? Anämie? Fieber? Hautwärme an den Akren? Klares Bewußtsein?

Kardiologischer Status: Pulsfrequenz und -rhythmus, Blutdruck. Frequenzschwankungen bei tiefem Einatmen, kurzer körperlicher Belastung, Karotisdruck? Herzgröße und -form? Herztöne und -geräusche? Extratöne, insbes. Galopprhythmus? Wechselnde Lautstärke des 1. Herztons? Stauungssymptome im großen und kleinen Kreislauf, insbes. Stauungskatarrh über den Lungenunterfeldern, Leberschwellung, Ödeme? Halsvenenstauung, mit sichtbaren Pulsationen, im gleichen Rhythmus wie die Kammeraktionen oder davon unabhängig?

Sonstige wichtige Befunde: Größe und Konsistenz der Schilddrüse? Strömungsgeräusch über der Schilddrüse? Exophthalmus? Fingertremor?
Umfangsdifferenz an den Beinen? Varikose? Differente Venenfüllung? Ulkus, Narben, Atrophien und Pigmentationen an den Unterschenkeln? Lokale Farbdifferenzen? Druckempfindlichkeiten, tastbare Stränge?

Technischer Befund

Labor: Blutbild

Elektrokardiogramm

Röntgen: Thorax-Aufnahme

Indikationen für gezielte Untersuchungen

Unklarheit, ob Sinustachykardie oder paroxysmale supraventrikuläre Tachykardie und Vorhofflattern	Druckversuch am Bulbus caroticus unter Ekg-Kontrolle
Angina-pectoris-Beschwerden	CK, GOT Ekg-Monitor-Überwachung
Embolie-Verdacht	Überprüfen des Lokalbefundes an den Beinen, Farbe, Umfangsdifferenzen, Füllung der prätibialen Venen, Schmerzhaftigkeiten Lowenberg-Test Lungenszintigraphie, ggf. i. v.-Subtraktionsangiographie
Verdacht auf Phlebothrombose ungeklärt	Phlebographie
Verdacht auf Cor pulmonale chronicum	PCO_2, Säure-Basen-Status, PO_2 Spirographie Druckmessung rechtsventrikulär mit Einschwemmkatheter
Fieber anhaltend	Blutkulturen Antistreptolysintiter
Klappenfehler, angeboren oder erworben	Nach Durchführung der vordringlichen Therapie einer Insuffizienz oder Endokarditis Klärung der Frage einer Operationsindikation

Herzinsuffizienz ohne Hinweis auf Klappenfehler oder Koronarerkrankung	Röntgenaufnahme und Durchleuchtung zum Ausschluß einer Perikarderkrankung (Erguß, Verkalkungen, Schwielen) Ultraschall-Echokardiographie Karotispulskurve
Verdacht auf Perikarderguß	Pulstastung bei In- und Exspiration auf sog. Pulsus paradoxus Ultraschall-Echokardiographie Probepunktion
Perikardverschwielung nachgewiesen	Rechtsventrikuläre Druckmessung mit Katheter
Herzinsuffizienz bei Ausschluß von Klappenfehlern, Koronarerkrankung und Perikardveränderungen	Antikörper gegen Viren, insbes. Coxsackie
Struma oder andere Hinweise auf Hyperthyreose	Schilddrüsendiagnostik – s. S. 226
Digitalistherapie ändert Tachykardie nicht	Überprüfen der bisherigen Diagnose: Neuüberdenken insbes. in Richtung Hyperthyreose, Cor pulmonale chronicum, hyperkinetisches Herzsyndrom
Anfälle von Tachykardie	Öftere Blutdruckkontrollen, bei Anstieg Ausscheidung von Vanillinmandelsäure, Katecholamine
Tachykardie mit Kollapssymptomen	Vgl. Kollaps S. 169 Vor allem nach Blutungen fahnden, insbes. im Magen-Darm-Kanal

Tachykardie mit Schwitzen	Blutzucker
Tachykardie mit Anämie	Vgl. Anämie S. 17
Tachykardie mit Hautveränderungen an belichteten Stellen	Porphyrinausscheidung im Urin
Tachykardie neu unter Digitalistherapie	Auslaßversuch
Tachykardie ohne sonstige Befunde	Probatorische Behandlung mit Betablockern

Liste der Krankheiten und Syndrome

Sinustachykardie

Physiologisch
Kindesalter
Körperliche Anstrengungen
Psychische Erregungen

Pathologisch
Kardial
  Akuter Myokardinfarkt
  Stauungsinsuffizienz verschiedener Genese
  Lungenarterienembolie
  Cor pulmonale chronicum
  Endokarditis, Myokarditis, Perikarditis
  Beri-Beri
Extrakardial stofflich
  Exogen
    Genußmittel, insbes. Koffein
    Medikamente, insbes. Atropin, Adrenergika, Psycholeptika
    Intoxikationen, insbes. Alkohol, Nikotin

Endogen
- Hyperthyreose
- Phäochromozytom
- Karzinoid
- Porphyrie
- Hypoglykämie

Extrakardial regulativ
- Hypovolämie, insbes. durch Blutung, Kollaps/Schock s. S. 169
- Fieber, Infektionen
- Postinfektiös, Rekonvaleszenz
- Kachexie, insbes. durch Tumoren
- Anämie, CO-Hämoglobin, Methämoglobin
- A-V-Aneurysmen einschl. Morbus Paget
- Mediastinaltumoren
- Hyperventilationssyndrom
- Trainingsmangel
- Hyperkinetisches Herzsyndrom
- Herzneurose

Supraventrikuläre paroxysmale Tachykardie

Mit nachweisbarem Grundleiden
Herzklappenfehler
Koronarinsuffizienz
Myokarditis, Myokardiopathien
Präexzitationssyndrome: Wolff-Parkinson-White, Lown-Ganong-Levine, Mahaim

Medikamentös ausgelöst, insbes. durch Digitalis

Ohne nachweisbares Grundleiden

Ventrikuläre paroxysmale Tachykardie

Myokardinfarkt und passagere Myokardischämie
Digitalis

Tachykardie bei Vorhofflattern mit 2 : 1 bzw. 3 : 1 Block, einschl. paroxysmaler Form
Digitalisintoxikation, Chinidin
Koronarinsuffizienz
Myokarditis, Myokardiopathien

Tachyarrhythmie einschl. paroxysmaler Form
Klappenfehler
Koronarinsuffizienz
Hyperthyreose
Myokarditis, Myokardiopathien
Digitalisintoxikation
Benigne Verlaufsformen ohne faßbare Grundkrankheit

Grundprogramm

Anamnese

Beschreibung: Ort des Geschwürs? Bisherige Dauer, frühere Geschwüre? Schmerzhaftigkeit?

Mögliche Begleiterscheinungen: Schwellung des Beines, ständig, Rückgang nach Hochlagerung? Verfärbung in der Umgebung des Geschwürs? Blutungen?

Ursächliche Faktoren: Lokale Verletzungen? Frühere Thrombosen und Lungenembolien? Knochenbrüche? „Lungenentzündungen" nach längerer Bettruhe, Operation und Entbindung? Stehender Beruf? Belastungsschmerz in den Waden oder sonst im Bein nach längerem Gehen? Rauchen? Diabetes? Bluthochdruck?

Bisherige Behandlung: Salben, Puder und andere lokal angewandte Mittel? Wicklung, Gummistrumpf? Frühere Operationen an den Venen, Verödungen?

Befund

Lokal: Sitz, Größe und Tiefe? Randbeschaffenheit? Granulationen, Nekrosen, Eiterbelag? Hautnarben, Atrophie, Pigmentationen und Depigmentationen in der Umgebung? Ekzematisierung der Haut? Beziehung der Varizen zum Defekt?

Venen: Sichtbare Varikose der Stammvenen, retikuläre Varikose, Korona phlebektatika am Knöchel? Umgehungsvenen von der Leiste zum Unterbauch? (Möglichst Befunde im Liegen und Stehen vergleichen!) Umfänge und Längen vergleichen. Konsistenzvermehrung und Druckempfindlichkeit beim Tasten in der Wadenmuskulatur? Faszienlücken am Unterschenkel tastbar? Lokale Hyperthermien? Beobachtung einer Refluxvenenfüllung am erhobenen Bein während Valsalva-Versuch? Auskultation in der Leiste beim Valsalva-Versuch: Refluxgeräusch? Strömungsgeräusch über Varizenknäuel?

Arterien: Trophische Störungen an den Akren? Verminderte Hauttemperatur, absolut und im Vergleich der Seiten? Pulstastung an den typischen Stellen. Auskultation: Strömungsgeräusche über der Aorta, A. iliaca, A. femoralis und A. poplitea?

Kreislaufsystem: mehrfache Blutdruckkontrollen. Klappenfehler und Herzinsuffizienz ausschließen.

Zentralnervensystem: insbes. Reflexstatus, Sensibilitätsprüfung einschl. Vibrationsempfindung.

Technische Verfahren

Labor: Blutsenkung, Blutbild, Blutzucker, Urinstatus

Indikationen für gezielte Untersuchungen

Sichtbare Varizen	Doppler-Ultraschall: Reflux bei Preßversuch? Normale Atemschwankungen in der Leisten- und Kniekehlenvene?
Entscheidung über Operationsindikation, gutachterliche Zusammenhangsfragen	Phlebographie
Verdacht auf arterielle Verschlußkrankheit	Oszillographie, im Zweifel auch nach Belastung Messung der peripheren arteriellen systolischen Drücke mit Doppler-Gerät Prüfung der Risikofaktoren: Rauchen, Hypertonie, Diabetes mellitus (ggf. durch Glukosetoleranztest), Harnsäure, Cholesterin und Neutralfett im Serum
Arterielle Verschlußkrankheit, Klärung einer Operationsindikation oder Gutachtenfrage	Arteriographie
Verdacht auf a-v-Fistel, Klärung einer Operationsindikation	Arteriographie
Auffällige Voralterung	Röntgenaufnahmen des Skeletts Hyperparathyreoidismus ausschließen, s. Knochenschmerzen S. 164

Ödemneigung durch phlebologischen Befund nicht genügend geklärt, bei gutachterlicher Fragestellung oder wesentlicher therapeutischer Folgerung	Sonographie, ggf. auch CT der Beckenregion; möglichst keine Lymphographie (häufige Komplikationen bei manifestem Ödem!)
Auffallende Schmerzlosigkeit	Neurologische Konsiluntersuchung, ggf. mit Elektromyographie, Liquoruntersuchung, Luesreaktionen
Eitriger Belag auf dem Ulkus	Abstrich und bakteriologische Kultur
Ulkus in Verbindung zu einem Knochen	Röntgenaufnahmen
Auffällige Granulationen, Therapieresistenz	Probeexzision, histologische Untersuchung

Liste der Krankheiten und Syndrome

Venös

Postthrombotisches Syndrom mit Obstruktion der Tiefvenen
Varikose bei Insuffizienz der Vv. communicantes
Arteriovenöse Fisteln; auch bei Klippel-Trenaunay- und Sturge-Weber-Syndrom
Werner-Syndrom

Arteriell

Stenosierende und obliterierende Arteriosklerose
Endangiitis obliterans
Diabetische Angiolopathie
Kollagenosen einschl. kutane Form der Periarteriitis nodosa
Hochdruckulkus (Martorell)
Livedoide Vaskulitis
Pyoderma gangränosum
Hämagglutinationen (Kälteagglutinine, Kugelzellen, Sichelzellen)

Lymphogen (in Kombination mit venösen und arteriellen Störungen)
Angeborene Dysplasien
Erworbene Obstruktionen (Infektion, Trauma, Bestrahlung, Tumor)

Neurogen

Diabetische und alkoholische Polyneuropathien
Weitere periphere Sensibilitätsausfälle, insbes. posttraumatisch
Zerebrale Insulte und deren Restfolgen
Tabes dorsalis, Syringomyelie

Infektionen und Allergien

Pyodermien
Kontaktdermatitis durch allergisierende Substanzen
Tuberculosis cutis indurativa Bazin
Lues

Exogene Schäden
Druckulkus
Verbrennungen, Kälteschäden, Verätzungen
Bestrahlungsfolgen
Artefakte

Tumoren
Karzinome, Sarkome, leukämische Infiltrate

Grundprogramm

Anamnese

Dauer: Blauverfärbung seit Kindheit, seit Monaten, seit Tagen?

Mögliche Begleiterscheinungen: Atemnot, in Ruhe, bei Belastungen? Plötzlicher Beginn von Atemnot? Brustschmerzen? Fieber? Schwitzen? Husten? Auswurf, Art und Menge?

Vorerkrankungen und ursächliche Faktoren: Trauma, insbes. im Bereich des Thorax? Einwirkung von Staub und Gasen, akut und chronisch? Frühere allergische Reaktionen? Rauchgewohnheiten, jetzt und früher? Höhenaufenthalt?
Frühere Herzleiden? Lungenerkrankungen, Heilstättenkuren? Frühere Röntgenaufnahmen oder Schirmbilder vorhanden? Einnahme von Medikamenten, insbes. Phenazetin, Nitroglyzerin, Sulfonamiden, Appetitzügler? Größere Mengen von Pökelsalz?
Familiäres Vorkommen der Zyanose?

Befund

Nähere Definition des Symptoms: Generalisierte oder lokalisierte Zyanose? Zunge gleichfalls zyanotisch verfärbt? Blutfülle der Bindehautgefäße normal, plethorisch oder anämisch vermindert?

Pulmologischer Status: Inspektion: Thoraxform? Symmetrie der Atmung und der Atembewegungen des Bauches bei normaler und maximaler In- und Exspiration. Orientierende Atemstoßprüfung (z. B. mit brennendem Streichholz).
Perkussion: Dämpfungen? Stand der Lungengrenzen und deren Verschieblichkeit. Bestimmung der Mediastinalbreite.
Auskultation: Charakter des Atemgeräusches? Trockene und feuchte

Nebengeräusche, insbes. über den hinteren unteren Lungenpartien? Bei Klopfschalldifferenzen Stimmfremitus prüfen und vergleichen.

Kardiologischer Status: Herzgröße und -form. Spitzenstoß verlagert oder hebend? Epigastrische Pulsationen? Extratöne und/oder Herzgeräusche? Vergleich des 2. Herztones im 2. ICR bds. Herzfrequenz und -rhythmus? Blutdruck. Halsvenenstauung im Sitzen? Leber vergrößert? Ödeme?

Sonstiges: Heiserkeit? Exspiratorischer Stridor? Struma? Lymphome, insbes. am Hals und in der Axilla? Trommelschlegelfinger? Uhrglasnägel?

Technische Verfahren

Labor: Blutsenkung, Blutbild mit Hämatokrit; Urinstatus; Blutzucker, Kreatinin.

Elektrokardiogramm

Röntgen: Thoraxaufnahme

Indikationen für gezielte Untersuchungen

Verdacht auf pulmonal bedingte Zyanose:

Obstruktion im Bereich des Larynx und der Trachea	HNO-Konsil und ev. Übernahme in fachärztliche Behandlung
Akute Fremdkörperaspiration	Bronchoskopie
Alle Lungenerkrankungen, falls wesentliche therapeutische Entscheidungen zu treffen sind, bei Begutachtungen und Unklarheiten in der Differentialdiagnose	P O_2 und P CO_2 mit Säure-Basen-Status
Desgleichen nichtakute Lungenerkrankungen	Spirographie, minimal mit Bestimmung der Vitalkapazität und des maximalen Sekundenvolumens (Atemstoß), optimal: Bodyplethysmographie
Pathologisches Röntgenbild des Thorax	Beiziehen und Vergleichen ev. früherer Röntgenaufnahmen Durchleuchtung, ggf. mit ergänzenden Zielaufnahmen und Tomographie

Verdacht auf Bronchialtumor – s. S. 51 und 136

Raumfordernder Prozeß im Mediastinum	Seitliche Röntgenaufnahme Durchleuchtung mit Oesophagusdarstellung Tomographie, ggf. CT

Desgleichen im oberen Mediastinum	Schilddrüsen-Szintigraphie
Verdacht auf Lymphombildung im Mediastinum	Überprüfen des körperlichen Befundes auf anderweitige Lymphome und Splenomegalie – s. S. 188 und 194
Verdacht auf Kompression der V. cava	Phlebographie von beiden Armen her
Weiterhin ungeklärter Mediastinalprozeß vor wesentlichen therapeutischen Entscheidungen	Computertomographie Mediastinoskopie
Verdacht auf M. Boeck	s. S. 190, insbes.: Tuberkulintestung Exstirpation und histologische Untersuchung ev. Lymphome Lungenfunktionsmessung
Infiltrative Lungenprozesse	s. Husten S. 136
Ungeklärte feinfleckige Lungenherde	Anamnese auf Staubexposition überprüfen Lymphknotenbefund überprüfen Eisen im Serum Tuberkulintestung P O_2 vor und nach O_2-Inhalation Leberbiopsie Transthorakale Nadelbiopsie

Pleuraerguß – s. S. 215

Verdacht auf kardial bedingte Zyanose:

Herzgeräusche, Vitiumverdacht	Thoraxdurchleuchtung mit Darstellung des Retrokardial- und Retrosternalraumes, besonderes Achten auf Klappenverkalkungen Phonokardiographie Ultraschall-Echokardiographie
Verdacht auf pulmonale Hypertonie	Digitale Subtraktionsangiographie der Lungenarterien oder Lungenszintigraphie
Alle angeborenen Vitien	Wenigstens einmal in einem kardiologischen Zentrum exakt abklären lassen: Farbstoffverdünnungskurven Intrakardiale Kathetermessungen von Druckwerten und O_2-Sättigung Angiokardiographie, ggf. selektiv
Erworbene Vitien, falls Operation in Frage kommt	Desgleichen

Verdacht auf hämatologische Zyanose:

Hämatokrit über 50%	Großes Blutbild mit Ausstrich, Zählung von Thrombozyten und Retikulozyten
Leukozytose und/oder Thrombozytose	Sternalpunktion Alkalische Leukozytenphosphatase
Polyzythämie ungeklärt	Tumoren ausschließen, insbes. der Niere

Zyanose weder kardial noch pulmonal noch hämatologisch erklärt	Anamnese bez. Medikamenteneinnahme und familiärem Auftreten überprüfen Spektroskopische Untersuchung auf Methämoglobin und Verdoglobin Blutausstrich auf Innenkörper
Methämoglobin positiv ohne faßbare Ursache	Speziallabor einschalten: Hb-Elektrophorese auf Hb-M ggf. auch Bestimmung von erythrozytären Fermenten: Reduktase, Glukose-6-Phosphat-Dehydrogenase
Lokale Zyanose:	Angiologischer Status mit Pulstastung, Auskultation der Arterienstämme, Oszillogramm; Analyse von ggf. sichtbaren Venenerweiterungen
Verdacht auf arterielle Verschlußkrankheit bei möglichen therapeutischen Folgerungen	Arteriographie
Verdacht auf akute oder chronische venöse Obstruktion bei möglichen therapeutischen Folgerungen	Phlebographie
Verdacht auf akrale Verschlüsse	Gerinnungsstatus: Globaltest, z. B. Heparintoleranztest Thrombozytenzahl Plättchen-Aggregations-Test Kälteagglutinine Kryoglobuline

Liste der Krankheiten und Syndrome

Pulmonal

Respiratorische Insuffizienz

Akute Lungenerkrankungen: Pneumonie, toxisches Lungenödem, Asthma bronchiale, Pneumothorax, Hämatothorax

Chronische Lungenerkrankungen: Tuberkulose, Tumoren, Bronchiektasten, Pleuraschwarten und Restzustände nach Resektion und Plastik, Kyphoskoliose, Staublunge, Fibrosen, M. Boeck, Sklerodermie, Hamman-Rich-Syndrom, Wabenlunge

Lungenstauung bei Linksherzinsuffizienz, insbes. auch Mitralfehler

Vorhofsmyxom

Obstruktion der Atemwege: Kehlkopferkrankungen, Fremdkörper, Tumoren, Schleimmassen

Hypoventilation bei neurologischen Erkrankungen des Atemzentrums und des Atemapparates, Fettsucht, Pickwick-Syndrom, sog. essentielle Hypoventilation

Höhenaufenthalt

Pulmonal-vaskuläre Erkrankungen

Lungenarterienembolie und -infarkt

Primärer pulmonaler Hochdruck einschl. Appetitzüglerfolgen

Sekundärer pulmonaler Hochdruck

Fettembolie, Tumorembolie

Kardial

Linksherzinsuffizienz mit Stauungslunge

Rechtsherzinsuffizienz einschl. Einflußstauung

Rechts-Links-Shunt durch angeborene Vitien und Anomalien, einschl. pulmonale a-v-Fistel und Spätzyanose durch Shuntumkehr

Akutes Kreislaufversagen – s. S. 169

Polyzythämie

Primäre Formen

P. vera, beginnende Leukämien, Osteomyelosklerose

Sekundäre Formen
Hämokonzentration durch Exsikkose
Hypoxämisch bedingt: Höhenaufenthalt, chronische pulmonale und kardiale Erkrankungen, abnormes Hämoglobin
Nicht hypoxämisch bedingt: Tumoren, insbes. der Niere, M. Cushing

Abnorme Verbindungen des Hämoglobins

Methämoglobin
Toxisch durch Sulfonamide, Nitrite (Pökelsalz), Nitrosegase (Schweißbrenner, Explosionen, Silofüllerkrankheit), Nitrobenzol, Phenazetin
Kongenital: Hämoglobin-M-Krankheit, Enzymdefekte

Sulfhämoglobin

Lokale Zyanosen

Venös
Akute Thrombosen einschl. Phlegmasia caerulea
Postthrombotisches Syndrom
Andere Formen der chronisch-venösen Insuffizienz einschl. Kompressionen

Arteriell und kapillär
Arterienverschlüsse mit Stase
Funktionelle Vasokonstriktionen insbes. bei neurologischen Störungen
Kälteagglutinine, Kryoglobuline
Akrozyanose

Vorgetäuschte Zyanosen
Pigmentanomalien
Rubeosis diabeticorum
„Roter" Hochdruck
Karzinoid-Flush